Maria Treben · Salud de la Bo

Maria Treben

Salud de la Botica del Señor

Consejos y experiencias con hierbas medicinales

ENNSTHALER VERLAG STEYR

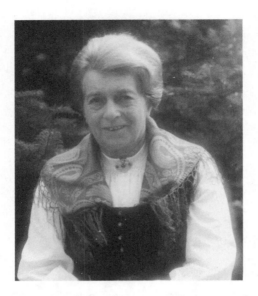

MARIA TREBEN
1907–1991

Agradecemos sinceramente al médico español Dr. José Chamorro Molina la supervisión de la terminología médica.
Traducido del alemán por María Pega.

www.ennsthaler.at

11.ª edición en español: 2019
Imagen de portada, gráficos en color y dibujos por Robert Schöller, pintor licenciado en bellas artes, Viena
Imagen en color de la Salvia (lámina XI) por Marlene Gemke-Passet, Dießen am Ammersee, Alemania

ISBN 978-3-85068-125-4

Maria Treben · Salud de la Botica del Señor
Reservados todos derechos
Copyright © 1980 by Ennsthaler Verlag, Steyr
Impreso y editado por Ennsthaler, 4400 Steyr, Austria
Impresión: Těšínská Tiskárna, Český Těšín
Tipografía: DIE BESORGER mediendesign & -technik, 4400 Steyr

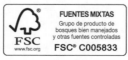

Prólogo

»El Señor creó de la tierra los remedios, el hombre sensato no los desprecia.«
(La Biblia, libro de Eclesiástico 38, versículo 4)

A pesar de los muchos ataques recibidos desde los más diversos lugares contra mi persona y mis consejos en el folleto »Salud de la botica del Señor«, la gran cantidad de cartas entusiásticas que me han enviado sanos y enfermos, médicos y versados en medicina, del país y del extranjero, me han inducido a seguir poniendo al alcance de todos mis conocimientos y experiencias más recientes acerca de las plantas medicinales en una nueva edición mejorada y ampliada del mencionado folleto.

En una época, en que gran parte de la humanidad se va apartando considerablemente de un modo de vida natural y va dejando por una concepción falsa de la vida camino abierto a enfermedades amenazantes, deberíamos acordarnos de las hierbas medicinales que Nuestro Señor por su bondad nos está regalando desde tiempos remotos. El Padre Kneipp dice en sus escritos que »para cada enfermedad ha crecido una hierbecilla«.

Siendo así, cada uno puede favorecer a su salud recolectando a su debido tiempo plantas y hierbas de la »farmacia de Dios«, bebiendo diariamente o durante un período determinado infusiones o utilizando los extractos para fricciones y compresas, cataplasmas de vapor o baños de hierbas. Una vez uno se haya decidido a utilizar las hierbas medicinales tendría que empezar con las hierbas purificantes de la sangre, como Ajo de oso, Ortiga, Verónica, Diente de león y Llantén. Estos tratamientos no pueden perjudicar nunca si se siguen exactamente mis indicaciones. Si no aportan el alivio esperado, puede ser debido a que existan zonas geopáticas en el entorno del enfermo (vivienda, puesto de trabajo). En este caso habría que consultar con un zahorí (buscador de manantiales) para que localizara lugares libres de radiaciones.

En casos serios de malestar, fiebre u otros síntomas de enfermedad manifiestos, es imprescindible consultar a tiempo al médico para que diagnostique. Igualmente es preciso dejar controlar por un médico concienzudamente el proceso de desarrollo y de curación de una enfermedad grave.

El hecho de que la medicina oficial vaya prestando cada vez más atención a la medicina natural se ha demostrado claramente en el 25 Congreso Internacional de Postgraduados de la Deutsche Bundesärztekammer y Österreichische Ärztekammer (Colegios médicos alemán y austríaco) que tuvo lugar en Badgastein (Salzburg) y en el que participaron 1500 médicos.

El Prof. Dr. Carl Alken (Universidad de Saarland, Alemania) justifica ese incremento de atención hacia las virtudes curativas de la naturaleza con las siguientes palabras:

»Después de la segunda guerra mundial, los médicos se encontraron prácticamente incapacitados para combatir por ejemplo la tuberculosis o la parálisis renal. Luego vino el gran cambio con la introducción de los antibióticos. Los resultados son evidentes, hoy ya tenemos que luchar contra las consecuencias negativas de la administración excesiva de los mismos y contra la mala utilización de esa »bendición«. A ello hay que añadir la avalancha imparable actual de enfermedades por hongos (micosis), que se deben a trastornos del equilibrio biológico, al exceso de medicamentos o a otras influencias del medio ambiente.«

Desde hace años voy frecuentando sesiones y congresos, cuyos resultados también se publican en los periódicos. Muchos médicos conscientes de su responsabilidad previenen contra el peligro del abuso de medicamentos. Sobre todo no dejan de advertir lo peligrosos que pueden ser los analgésicos. Gran cantidad de gente los toma sin ningún control médico, lo que causa a veces lesiones gravísimas de los órganos. Por ejemplo, los medicamentos para bajar la tensión arterial, tomados durante cierto tiempo, favorecen en las mujeres la formación de cáncer de mama, hecho que han demostrado los resultados de tres grupos de investigadores experimentando independientemente en Boston, Bristol y Helsinki. Mi propósito es poner al alcance de la mano de los enfermos el conocimiento de las propiedades curativas de una serie de plantas importantes.

Para el ser humano es muy edificante el encontrar una salida a su desesperación y padecimiento valiéndose de su propio esfuerzo y su propia voluntad, gracias a la ayuda maravillosa de nuestras hierbas medicinales. El enfermo que se empeñe en reconquistar su salud asumiendo él mismo esta responsabilidad, ha elevado de tal manera su dignidad humana, que se encuentra en el camino que le puede sacar de ese callejón sin salida cual es su enfermedad.

Siempre me preguntan de dónde saco mis conocimientos sobre las plantas medicinales, pero no puedo dar una contestación precisa. Siendo niña solía pasar las vacaciones de colegio en casa de la familia de un guarda forestal. Allí aprendí precozmente a conocer y a apreciar la naturaleza en su conjunto. De niña ya sabía distinguir las plantas y conocía sus nombres; sin embargo ignoraba su importancia como plantas curativas. Mi madre, entusiasta de los métodos naturales de Kneipp, procuraba criarnos de una manera natural, sin influencias químicas.

Siendo jovencita tuve dos experiencias que fueron muy decisivas para mi vida. Una viuda de unos 40 años, madre de tres hijos, estaba enferma de leucemia y después de una estancia en el hospital la mandaron a su casa como incurable. Los médicos le pronosticaron solamente tres días de vida. Su hermana, preocupada por los niños, fue con la orina de la enferma a consultar con una herbolaria que vivía cerca de Karlsbad. La mujer dijo asustada: »¡Tan tarde viene usted con esa agua de muerto!« No obstante, las hierbas que le dio ayudaron a la enferma. Según un nuevo reconocimiento en el hospital 10 días después, la leucemia había desaparecido por completo.

Un caso parecido se dio al mismo tiempo con una mujer de 38 años, madre de cuatro hijos. Aquí también se trataba de leucemia y según los médicos no había esperanza. La mujer pidió igualmente consejos a una herbolaria, la cual le dio unas hierbas. Se preparaba cada día varios jarros de tisana. Cada vez que pasaba por donde estaban se bebía un buen trago y pensaba: »Si bien no me ayudan, no me harán ningún daño.« El resultado del nuevo reconocimiento después de diez días: Totalmente libre de la leucemia.

Estos ejemplos demuestran lo importante que es beber distribuido durante el día grandes cantidades de tisana cuando se trata de enfermedades que parecen ser incurables. A raíz de estos hechos me convencí de que las hierbas podían aportar ayuda incluso en casos de enfermedades malignas.

El día de la Candelaria de 1961 murió mi buena madre. Entonces recibí el empuje para dedicarme a la ciencia de las plantas medicinales. Iba haciendo nuevas experiencias y poco a poco me familiaricé del todo con las hierbas de la farmacia del Señor. Era como si me condujera una fuerza sobrenatural, como si la madre de Dios, amparo de los enfermos, me enseñara el camino seguro. Por la confianza que le tengo, siempre me ha ayudado mucho personalmente, en casos de duda, la oración ante una imagen de la Virgen que tengo en casa.

Así que no sólo quiero llamar la atención sobre las plantas medicinales, sino también sobre la omnipotencia del Creador, en cuyas manos está nuestra vida, que El guía. En El buscamos ayuda y consuelo en los casos de graves enfermedades y recogemos piadosamente las hierbas de Su farmacia.

Finalmente quisiera subrayar que he intentado lo mejor posible incorporar en esta edición refundida todas mis experiencias, para ofrecerlas a la humanidad con el fin de que tengan provecho. Igualmente quiero añadir a esta edición una petición: ¡No me llamen por teléfono ni me manden cartas! Como no soy curandera, tampoco paso consultas. El índice de materias bien detallado le indicará la manera exacta para aplicar las hierbas adecuadas. También quisiera llamar la atención sobre el folleto »Maria Trebens Heilerfolge« (Los éxitos curativos de Maria Treben; cartas e informes sobre éxitos curativos) que ha publicado la misma editorial.

Y otra cosa más: Yo no hago envíos ni recojo encargos de hierbas.

Grieskirchen, en mayo 1980   Maria Treben

Indice

Generalidades

Correcta recolección, conservación y preparación de las hierbas medicinales

Recolección

El conocimiento preciso de las plantas medicinales es primordial para su recolección. Una vez lo tengamos, hay que saber cuándo, dónde y de qué manera se recolectan las hierbas.

La experiencia ha demostrado que los mejores resultados de curación se han conseguido con hierbas recién cogidas, las cuales son imprescindibles para obtener un éxito en caso de enfermedades graves. Hierbas frescas puede recolectar uno mismo desde principios de la primavera, a veces ya a finales de febrero, hasta entrado noviembre. Algunas incluso se pueden encontrar en invierno debajo de la capa de nieve (p. ej. la Celidonia), con tal de que uno se acuerde del lugar donde crecen.

Para el invierno se prepara una reserva no muy grande de hierbas secas, las cuales se recolectan en el momento de su mayor contenido en sustancia activa.

> Para la FLOR es al principio de la floración.
> Para las HOJAS antes y durante la floración.
> Las RAICES se desentierran a principios de la primavera o en otoño.
> Las FRUTAS se recogen en la época de su maduración.

Además téngase en cuenta las siguientes reglas: ¡Sólo se cogen plantas sanas, limpias y sin insectos! Las hierbas se recolectan los días de sol, sin estar húmedas y cuando el rocío se haya evaporado.

Para la recolección hay que evitar campos y praderas abonados químicamente, riberas de aguas sucias y contaminadas, terraplenes ferroviarios y la proximidad de carreteras frecuentadas, autopistas e instalaciones industriales.

¡Cuida bien la naturaleza! ¡No arranques las plantas con todas las raíces, no hagas ningún daño! Algunas plantas están bajo protección. Hay muchas otras plantas medicinales con las mismas sustancias activas que no están protegidas (p. ej. Oreja de oso, protegida – Primavera, no protegida).

Al cogerlas no hay que aplastar las flores y hojas ni meterlas en bolsas de plástico, porque entonces las hierbas empiezan a sudar y más tarde al desecarlas se vuelven negras.

Desecación

Las hierbas no se lavan para desecarlas. Se cortan a pedacitos y se extienden lo más posible sobre tela o papel sin estampar y se dejan secar lo más rápidamente posible a la sombra o en piezas cálidas y aireadas (desvanes). Raíces, cortezas o partes de plantas muy jugosas requieren con frecuencia una desecación con calor artificial. En estos casos la temperatura no debe sobrepasar los 35° C. Las raíces (lavadas cuidadosamente), el Muérdago y el Epilobio se secan mejor si se cortan antes.

Las hierbas que se guarden para el invierno tienen que estar completamente secas. Se conservan perfectamente en recipientes de cristal o cajas de cartón. ¡No emplee recipientes de plástico o de hojalata! Es recomendable guardarlas al abrigo de la luz. (Use cristales de color; los verdes son los mejores.)

¡Renueve las provisiones cada año! Con el tiempo las hierbas pierden sus virtudes curativas. Cada primavera nos da su nueva riqueza de hierbas.

Modos de preparación

Infusión

Cocimiento: Las hierbas frescas se cortan en pedacitos y se meten en las cantidades prescritas en un jarro de cristal u otro recipiente que no sea de metal. Se pone agua a hervir, se retira y se echa sobre las hierbas preparadas. Las hierbas frescas se dejan poco tiempo en infusión (medio minuto basta). La bebida debe ser de color claro: amarillo claro o verde claro. Las hierbas secas se dejan un poco más de tiempo en infusión (de uno a dos minutos). Una tisana preparada de este modo es mucho más favorable para la salud y el paladar, y además tiene buen aspecto.

Las raíces se ponen al fuego con agua fría según la cantidad prescrita, se le da un hervor y se deja reposar tres minutos.

Se echa en un termo la cantidad diaria establecida y se va bebiendo a sorbos, según las indicaciones, a lo largo del día. En general se toma una cucharadita bien llena de hierbas por ¼ l. de agua (= taza), salvo las indicaciones especiales para ciertas plantas.

Maceración: Algunas hierbas (p. ej. la Malva, el Muérdago y el Cálamo aromático) no deben de escaldarse, ya que por el calor perderían sus virtudes curativas. El extracto de estas hierbas se obtiene en frío. Se deja macerar la cantidad indicada para las diversas plantas en agua fría, de 8 hasta 12 horas (preferentemente durante la noche), después se calienta ligeramente (temperatura para beber) y se guarda la cantidad necesaria para un día en un termo previamente enjuagado con agua caliente.

La mezcla de la maceración y la infusión se considera como la mejor manera de aprovechar las plantas medicinales: Ponga las hierbas con la mitad del agua indicada durante la noche en remojo, cuele el líquido al día siguiente por la mañana. Escalde las hierbas que han quedado en el tamiz con la segunda mitad de la cantidad del agua indicada y cuélela nuevamente. Ahora se mezclan los dos líquidos, uno obtenido por maceración y el otro por infusión. De esta manera se extraen de las hierbas los agentes activos que sólo se disuelven o en frío o en caliente.

Tintura (Esencia)

Las tinturas son extractos que se obtienen por maceración en alcohol (o un buen aguardiente) de 30–40 °. Se llena una botella u otro recipiente por el estilo hasta el gollete con las hierbas, sin apretarlas, y se echa encima el aguardiente. Después de cerrarlo bien se deja durante 15 días o más en un lugar cálido sacudiéndolo de vez en cuando. Finalmente se cuela el alcohol exprimiendo bien el residuo. Las tinturas se toman por vía interna a gotas diluidas en té; en uso externo se emplean en compresas y unturas.

Jugo fresco

Los jugos de hierbas frescos sirven para uso interno, tomándolos a gotas; para uso externo se aplican con ayuda de un tapón de algodón a las partes enfermas del cuerpo. Estos jugos se obtienen mediante una licuadora que tritura y exprime las plantas al mismo tiempo. Hay que procurar hacer estos jugos cada día con hierbas frescas. En botellas pequeñas bien cerradas pueden durar unos meses si se guardan en la nevera.

Cataplasmas de plantas frescas

Sobre una tabla de madera o en un mortero se machacan los tallos y las hojas de la planta hasta que quede todo a modo de una masa. Esta se extiende sobre un trozo de tela y se aplica a la parte enferma del cuerpo cubriéndolo después todo con un paño y vendándolo para mantenerlo caliente. Esta cataplasma se puede dejar actuar toda la noche.

Cataplasmas de hierbas al vapor

Tomamos una olla con agua hirviendo y colocamos sobre la misma un colador grande, tamiz o escurridor con las hierbas frescas o desecadas de forma que éstas no toquen el agua. A continuación, se tapa la olla y se mantiene en el fuego para que el vapor reblandezca las hierbas. Después de un rato se envuelven las hierbas ya blandas y calientes en una gasa y se aplican a la parte enferma del cuerpo. Se cubre todo con un paño de lana y se ata con otros paños. Hay que procurar que el enfermo no tenga la sensación de frío. Muy eficaces son estas cataplasmas hechas con Cola de caballo. Las cataplasmas al vapor se dejan actuar durante dos horas o toda la noche.

Preparación de pomadas y aceites

Se trituran cuatro puñados de hierbas. 500 g. de manteca de cerdo se calientan como para freír carne. En esta grasa caliente se echan las hierbas y se remueve todo bien. Después de haberlas frito brevemente se remueve todo otra vez, se retira la sartén del fuego, se tapa y se deja enfriar del todo durante la noche. Al día siguiente se calienta ligeramente, se cuela a través de un lienzo y se vierte la pomada antes de que se enfríe en vasijas de cristal o de porcelana.

El **aceite** se prepara de la siguiente manera: En una botella se meten las flores o hierbas sin apretar hasta que lleguen al gollete, se llena con aceite de oliva virgen de modo que éste sobrepase en dos dedos el nivel de las hierbas. La botella debe estar 15 días al sol o cerca de otra fuente de calor.

Baños de hierbas

Baño de cuerpo: Las hierbas indicadas se dejan durante la noche en agua fría a remojo. Para un baño se necesita un cubo lleno (6–8 litros) de hierbas frescas ó 200 g. de hierbas desecadas. Al día siguiente se calienta todo y después de colarlo se añade el extracto al agua del baño. La duración del baño es de 20 minutos. El corazón tiene que estar fuera del agua. Después del baño no hay que secarse sino envolverse en una toalla grande o una bata y sudar en la cama una hora.

Baño de asiento: Para el baño de asiento se toma solamente medio cubo de hierbas frescas o unos 100 g. de hierbas desecadas y se procede de la misma manera que para el baño de cuerpo. El agua del baño debe cubrir los riñones. ¡Siga las indicaciones dadas para cada planta!

Tanto el agua del baño de cuerpo como la del de asiento se puede utilizar todavía dos veces si se vuelve a calentar.

Compresas de hierbas suecas

Según la parte del cuerpo que haya que tratar, se toma un pedazo de algodón o de celulosa más o menos grande, se moja con gotas de Hierbas Suecas y se aplica a las partes enfermas. Es imprescindible untar previamente las partes afectadas con manteca de cerdo o pomada de Maravilla, para que el alcohol de las Hierbas Suecas no seque la piel. Sobre esta compresa se puede poner un plástico para no manchar la ropa. Después se cubre con un paño de lana y, si conviene, se venda. Según la enfermedad se deja actuar la compresa de dos a cuatro horas. Si el paciente lo soporta, puede dejarse toda la noche. Después del tratamiento se empolva la piel. Si aparecieran, en personas con piel sensible, irritaciones, se abrevia el tiempo de aplicación o se interrumpe la cura por un cierto período. En caso de alergias se suprime el plástico y sólo se pone el paño. No hay que olvidarse de untar la piel antes de aplicar la compresa. Si se manifestara picor unte la piel con pomada de Maravilla.

Estas compresas no obligan a quedarse en la cama; si están bien vendadas puede uno moverse tranquilamente en casa o estar sentado.

Las hierbas medicinales de la Botica del Señor

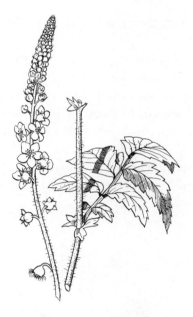

Agrimonia
Agrimonia eupatoria

Esta excelente planta se llama también Hierba de San Guillermo, Té de los bosques, Hierba de las heridas, Hierba bacera y Hierba del podador. Se cría en los setos y ribazos, en los bordes de los caminos, a orillas de los cultivos, en los matorrales espesos y en las ruinas. Las pequeñas flores amarillas forman, parecido al Gordolobo, una espiga larga. Toda la planta está cubierta de un vello suave. Las hojas se dividen en segmentos desiguales, de los cuales los grandes alcanzan una longitud de 10 cm. La Agrimonia llega a 80 cm. de altura y pertenece a la misma familia que el Pie de león. Se recolecta de mayo en adelante en plena floración. El uso de esta hierba medicinal, como el de muchas otras, se remonta a tiempos lejanos. Los antiguos egipcios ya la conocían.

La Agrimonia es un remedio muy indicado para curar toda clase de **inflamaciones de la garganta, de la boca** y **de la faringe**. Se recomienda en casos de **anginas, afecciones de la garganta, estomatitis ulcerosa** e **inflamaciones de la mucosa bucal**. Las personas que debido a su profesión están obligadas a hablar mucho o a cantar, deberían hacer preventivamente cada día gárgaras con una infusión de Agrimonia.

Las hojas actúan eficazmente contra la **anemia** y las **heridas**, así como contra el **reuma**, el **lumbago**, las **indigestiones**, el **hígado duro**, la **congestión del hígado** y las **enfermedades del bazo**. De la infusión se pueden beber dos tazas al día.

Cada persona debería molestarse en prepararse una o dos veces al año un baño de cuerpo de Agrimonia (véase en »Modos de preparación«). Los **niños escrofulosos** deberían de tomarlo cada día.

La Agrimonia constituye por sus virtudes astringentes y sus principios activos curativos una de nuestras mejores plantas medicinales. El doctor Schierbaum dice: »Tres veces al día una taza de infusión, cura las **dilataciones del corazón, del estómago** y **del intestino**; tomándola durante algún tiempo, cura incluso las **afecciones de los riñones** y **de la vejiga**.«

Contra las **varices** y las **úlceras crurales** se recomienda la pomada de Agrimonia (véase en »Modos de preparación«); es muy eficaz y tiene casi el mismo uso que la pomada de Maravilla.

Para combatir las **enfermedades del hígado** se utiliza una tisana compuesta de Agrimonia, Galio y Aspérula olorosa. Se toma cada día una taza en ayunas y dos distribuidas durante el día, a sorbos espaciados.

Modos de preparación – Agrimonia

Infusión: Una cucharadita de Agrimonia por cada ¼ l. de agua. Se echa el agua hirviendo sobre las hierbas y se deja reposar brevemente.

Baño de cuerpo: 200 g. de hierba por baño (véase en Generalidades »Baños de cuerpo«).

Tisana compuesta (para el hígado): Se mezclan 100 g. de Agrimonia, 100 g. de Galio y 100 g. de Aspérula olorosa; con una cucharadita de la mezcla y ¼ l. de agua se prepara una infusión.

Pomada: Dos puñados de hojas, flores y tallos triturados por cada 250 g. de manteca de cerdo (véase en Generalidades »Preparación de pomadas y aceites«).

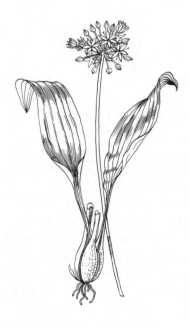

Ajo de oso
Allium ursinum

Cada primavera nace la esperanza de los días de sol y de calor. Nos sentimos animados y de buen humor, nos alegramos del primer verde y del júbilo de los pájaros y con el corazón abierto percibimos en estos regalos la bondad del Creador. En vista de este rejuvenecer de la naturaleza tendríamos que decidirnos a someternos a una **cura primaveral depuradora**, cuyo efecto refrescante para nuestra salud no hay que tener a menos.

El Ajo de oso es uno de los primeros anunciadores de la primavera. Las hojas lanceoladas, brillantes y de un verde llamativo, parecidas a las del Lirio de los valles, brotan de un bulbo alargado cubierto de unas membranas blancas transparentes. El bohordo liso y verdeclaro con las flores blancas agrupadas en forma de una bola alcanza unos 30 cm. de altura. Esta planta sólo se cría en los prados húmedos, ricos en mantillo, en las vegas sombreadas y húmedas y en los bosques de los Alpes, debajo de los arbustos. Su fuerte olor a ajo nos revela la planta antes de percibirla con la vista. Por este olor característico es imposible confundir las hojas con las del Lirio de los valles o del venenoso Cólquico.

Al principio de la primavera en muchos bosques alpinos se ven por todas partes las hojas frescas y verdes del Ajo de oso. Empiezan a salir en abril o mayo y a veces antes. La floración es en mayo o junio. Poderosas virtudes curativas se ocultan en esta hierba medicinal y se cuenta que los osos, después de su sueño hibernal, también la buscan para limpiarse el estómago, los intestinos y la sangre.

En general se puede decir que el Ajo de oso tiene las mismas propiedades que nuestro ajo común, sólo que aquél es mucho más eficaz. Por eso es muy indicado para las **curas primaverales depuradoras** y para mejorar las **enfermedades crónicas de la piel**.

Como el secado disminuye considerablemente las virtudes medicinales de las hojas, hay que utilizarlas frescas para las **curas de purificación**. Cortadas a pedacitos se pueden comer con pan y mantequilla o se utilizan bien trituradas como condimento, sin hervirlas, para enriquecer las sopas, patatas u otras comidas, donde normalmente se echa perejil y otras hierbas finas. También se pueden consumir en forma de ensalada o hervidas. En este último caso se mezclan con hojas de Ortiga para suavizar el gusto fuerte que tienen cuando se preparan en grandes cantidades.

En abril y mayo, es decir antes de que salga la flor se recolectan las hojas jóvenes; los bulbos se desentierran a fines de verano o en otoño. Estos se pueden utilizar al igual que el ajo común.

Para las personas delicadas del estómago recomiendo el siguiente uso: picar las hojas y el bulbo, cubrirlo todo de leche tibia y después de dejarlo en maceración una o dos horas se bebe el líquido a sorbos. – Para poder gozar todo el año de las virtudes del Ajo de oso, se prepara en casa una tintura (véase en »Modos de preparación«). De ésta se toman cada día 10 ó 15 gotas diluidas en un poco de agua, lo que constituye un buen remedio para **fortalezer la memoria**, prevenir la **arteriosclerosis** y curar muchos otros males.

El Ajo de oso actúa favorablemente sobre el **estómago** y los **intestinos**. Combate tanto las **diarreas agudas** y **crónicas**, aunque vayan acompañadas de **gases** y **cólicos**, como el **estreñimiento**, lo mismo que se deba a un espasmo interno como a la relajación de los intestinos. Los **gusanos**, incluso las **ascárides** se expelen después de ingerir durante una cierta temporada Ajo de oso. Una vez equilibrado el sistema digestivo, desaparecen también aquellas molestias que suelen hacer sufrir a muchas personas ancianas o a gente muy comedora, por relajación o hartura de los intestinos. También ayuda a curar los **trastornos cardiacos** o el **insomnio**, causados por el estómago, así como las molestias debidas a la **arteriosclerosis** o a la **tensión alta de la sangre**, como **mareo**, **presión en la cabeza** y **ansiedad**. La tensión de la sangre se normaliza lentamente.

El vino de Ajo de oso (véase en »Modos de preparación«) es un remedio maravilloso para los ancianos que sufren de **catarro bronquial crónico** y, en consecuencia, de **dificultades respiratorias**. Incluso en casos de **tos antigua** facilita la expectoración y elimina la **disnea**. Asímismo recomiendo este vino para combatir la **tisis pulmonar** y la **hidropesía**, de las cuales padecen con frecuencia las personas de edad. Las hojas recién cogidas limpian también los riñones y la vejiga y tienen un efecto diurético. **Heridas de mala curación** se cicatrizan rápidamente untándolas con jugo fresco de Ajo de oso. Las afecciones de los vasos coronarios también se mejoran.

El Ajo de oso es uno de los mejores **purificantes de la sangre**, por lo que es muy eficaz para combatir las **impurezas crónicas de la piel**. El herborista y médico naturista suizo, el padre Künzle, no se cansa de elogiar esta planta: »Limpia todo el organismo, elimina las sustancias tóxicas y los residuos impuros y malos, renueva la sangre, destruye y expulsa las sustancias tóxicas. Las personas eternamente enfermizas, los afectos de líquenes y granos, los pálidos, escrofulosos o reumáticos deberían apreciar el Ajo de oso como si fuera oro. Ninguna hierba del mundo es tan eficaz para depurar el estómago, los intestinos y la sangre. Los jóvenes florecerían como las rosas en el jardín y se desarrollarían como una piña al sol.« – Künzle prosigue diciendo que conoce a familias enteras que antes de consumir el Ajo de oso »estaban todos enfermizos, pendientes del médico, llenos de erupciones y líquenes y tenían todo el cuerpo escrofuloso; estaban pálidos como los muertos en la tumba, desenterrados por las gallinas« y después de someterse a una cura prolongada de Ajo de oso, ese magnífico don del Señor, se pusieron todos sanos y frescos.

Modos de preparación – Ajo de oso

Como condimento: Las hojas frescas picadas (como el perejil) se emplean para aliñar bocadillos, sopas, salsas, ensaladas y platos de carne.

Tintura de Ajo de oso: Se trituran las hojas o los bulbos de la planta y se llena una botella, sin apretar, hasta el gollete. Después se cubre todo de un aguardiente puro de 38–40 º y se deja 15 días al sol o cerca de la lumbre. Se toman de 10 a 15 gotas diluidas en un poco de agua, cuatro veces al día.

Vino de Ajo de oso: Un puñado de hojas cortadas a pedacitos se hierven brevemente en aprox. ¼ l. de vino blanco. Endulzado con miel o jarabe se bebe de este vino unos cuantos sorbos distribuidos durante el día.

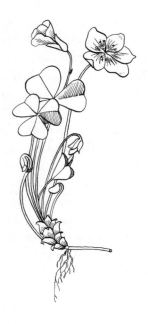

Aleluya
Oxalis acetosella

Sus nombres populares son, entre otros, Pan de cuclillo, Trébol acedo o Acederilla y se cría en los bosques, cubriendo por todas partes el suelo como un tapiz con sus hojas de un verdeclaro y sus finísimas florecitas blancas. Ofrece un aspecto verdaderamente encantador. Cuando estoy buscando setas, me agacho a veces para coger una hoja y comérmela. Las flores las recolecto en pequeñas cantidades para preparar una mezcla de tisana (véase en »Mezcla de tisana para la mesa familiar«).

La Aleluya no se deseca, sólo se utiliza fresca. Es un remedio contra la **acidez del estómago** y las **indisposiciones del hígado y de la digestión**. En estos casos se toman dos tazas al día de la infusión fría. Contra la **hepatitis**, la **nefritis**, las **erupciones de la piel** y los **gusanos** se administra la misma cantidad de infusión, pero se bebe templada.

La medicina popular recomienda el jugo fresco de Aleluya para combatir el **cáncer de estómago incipiente**, las **úlceras** y los **tumores cancerosos**, internos y externos. El jugo fresco se obtiene mediante una licuadora. Cada hora se toman de 3 a 5 gotas, disueltas en agua o tisana. Los tumores externos se untan con el jugo fresco.

En los casos de **parálisis agitante** (enfermedad de Parkinson) se recomienda el jugo fresco, cada hora de 3 a 5 gotas diluidas en una infusión de Milenrama; en uso externo se hacen fricciones en la espina dorsal.

Es muy importante atenerse concienzudamente a las indicaciones acerca de la dilusión y la dosis, tanto en los casos de cáncer de estómago, úlceras y tumores, como en el de la enfermedad de Parkinson.

Modos de preparación – Aleluya

Infusión: 1 cucharada sopera de hojas frescas se escalda con ½ l. de agua hirviendo y se deja reposar un poco.

Jugo fresco: Las hojas se lavan y se pasan por la licuadora.

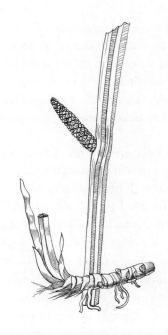

Cálamo aromático
Acorus calamus

Esta planta acuática suele crecer en los suelos encharcados a orillas de lagos y pantanos. En el cieno de los bordes de las aguas discurre el rizoma rastrero, del cual arrancan numerosas hojas ensiformes que alcanzan una altura de 1 m. El vástago aplanado lleva en la mitad una panícula coniforme de color verdoso o pardo amarillento. La raíz, que puede llegar a un metro de longitud, es del grueso del pulgar y recién cogida tiene un fuerte sabor amargo aromático. Este se suaviza después del secado. Se recolecta a principios de la primavera o a fines del otoño.

La maceración de la raíz del Cálamo aromático no sólo se emplea como tonificante en los casos de **debilidad general** del **aparato digestivo**, **gases del estómago y de los intestinos** y en los **cólicos**, sino que también es un remedio poderoso para combatir las **enfermedades de las glándulas** así como la **gota**. Esta tisana contribuye enormemente a calentar el estómago y los intestinos lentos y a fomentar la secreción de mucosa. Se recomienda contra el **metabolismo lento**, las **digestiones lentas**, lo mismo que contra la **clorosis** y la **hidropesía**.

Personas excepcionalmente **delgadas**, que no lo son por falta de alimento, deberían beber frecuentemente tisana de Cálamo aromático y de vez en cuando tomar un baño a base de esta raíz. El Cálamo elimina la **inapetencia**, ayuda a curar **trastornos renales** y es un buen remedio para la limpieza de todo el organismo. Esta tisana ayuda a los niños con **intolerancia a los cereales**, un mal que va aumentando siempre más. Las raíces secas, masticándolas lentamente, ayudan a los **fumadores** a quitarse el vicio de fumar. Para fortalecer la **vista** se unta varias veces los párpados cerrados con el jugo fresco de la raíz, se deja actuar unos minutos y luego se lava los ojos con agua fría.

Con baños tibios de raíz de Cálamo aromático he ayudado frecuentemente a curar **sabañones** y otras **congelaciones**. Las raíces se ponen en agua fría a remojo durante la noche. Al día siguiente se pone todo al fuego y se calienta hasta que rompa a hervir. Después se deja reposar 5 minutos y se cuela. En este líquido, no demasiado caliente, se bañan las partes afectadas durante unos 20 minutos. Este cocimiento se puede utilizar tres o cuatro veces, calentándolo cada vez. También ayudan estos baños contra **manos y pies fríos**, pero en este caso el líquido tiene que estar bien caliente.

Un hombre de 35 años no llegaba a recuperarse después de la operación de un tumor de hígado. Le venían unas fiebres muy altas en intervalos de cuatro a cinco semanas. Ya pensaban en trasladar al enfermo desde Linz a una clínica vienesa cuando me contó su suegra muy preocupada el caso: Se habían formado ya **tubérculos intestinales**, los cuales causaban esas calenturas tan altas. La raíz del Cálamo aromático ayudó también en este caso sin esperanza. Claro que en enfermedades tan graves esta tisana sólo tiene efecto si se toma durante varias semanas o incluso meses.

En una excursión por los Alpes me encontré un día con un matrimonio. Iban los dos subiendo la montaña cargados con sus mochilas y tenían la intención de pasar unos días tranquilos en una cabaña solitaria. Nos paramos a descansar y charlar un rato. Allí me enteré de lo siguiente:

El hombre, de más de 50 años de edad y 1.85 m. de alto, había empezado un año antes a demacrar constantemente sin que conocieran los motivos de su enfermedad. Cuando ya sólo pesaba 48 kilos entró un día acompañado de una enfermera en la consulta de su médico el cual estaba justamente hablando por teléfono con un colega suyo: »Le mando ahora mi paciente más grave y sin esperanza – **cáncer del pulmón**.« Así se enteró sin querer de su diagnosis. Pero alguien le aconsejó que tomara por la mañana y por la noche infusión de Milenrama y que masticara continuamente raíz de Cálamo aromático, el cual le ayudaría además a quitarse la costumbre de fumar. Poco a poco empezó a aumentar el peso del enfermo y como se sentía mejor dejó de ir al médico. Sólo medio año más tarde fue a la consulta. El médico, al ver al hombre que ya creía muerto, se incorporó y fijó la mirada en él como si viera un fantasma. »¿Raíces de Cálamo? ¿Dónde se encuentran?« »No es necesario que se busquen, señor doctor, en cualquier herboristería las venden por poco dinero.«

Entonces ya había recuperado el hombre su peso habitual de 86 kilos y medio año después emprendió, cargado con una mochila llena, la excursión durante la cual nos conocimos.

Cada vez que recuerdo el hecho que voy a contar, o cuando lo nombro en mis conferencias o lo tengo presente como ahora que lo estoy apuntando para ustedes, no puede menos que pensar en la divina providencia y me siento profundamente emocionada: Mi madre había caído muy enferma. Tenía los intestinos en un estado deplorable y el médico me dijo que contara con lo peor, que era **cáncer intestinal**. Esto sucedió cuando yo todavía me dedicaba muy poco a las plantas curativas aunque sí solía recurrir ya a remedios naturales y no tomaba nunca medicamentos. La noticia del médico me dejó atónita y aquel día no fui capaz de terminar mis quehaceres diarios que normalmente me ocupaban desde las 6 de la mañana hasta bien entrada la noche. Por eso, me acosté a eso de las ocho y la situación desesperada de mi madre no se me quitaba de la cabeza. De repente se abrió la puerta del dormitorio y entró mi marido con un transistor en la mano. »Toma«, dijo »para que no estés tan sola« y me lo dejó allí. Poco después oí una voz en la radio: »Aquí habla el médico de cabecera. Con la raíz del Cálamo aromático se cura toda clase de **trastornos del estómago** y de los **intestinos**, por crónicos y malignos que sean. Se echa una cucharadita rasa de raíces en una taza con agua fría y se deja macerar toda la noche. Por la mañana se calienta un poco, se cuela y se bebe un trago antes y después de las comidas. En total son 6 tragos al día, más no hay que beber. La tisana se calienta cada vez al baño de María. Este tratamiento es para todo el **aparato digestivo**, incluido el **hígado**, la **bilis**, el **bazo** y el **páncreas**.« Contentísima le conté a mi madre al día siguiente lo que había oído en la radio, pero ella me dijo con un gesto de resignación: »A mí no me puede ayudar nada ni nadie.« Sin embargo yo me procuré la raíz de Cálamo y la apliqué de la manera indicada arriba. Suena como un milagro si le cuento que al cabo de 15 días habían desaparecido todos los padecimientos de mi madre. A partir de aquel momento empezó a recuperar otra vez su peso, recobrando cada semana unos 400 g. Este acontecimiento contribuyó a despertar mi interés por la medicina vegetal y pronto pude ayudar a muchos enfermos sin esperanza.

Sobre todo la raíz del Cálamo aromático ha aportado siempre resultados sorprendentes.

En los casos de **exceso** o **déficit de ácido gástrico** el Cálamo actúa como equilibrador.

Una mujer de Vorarlberg padecía ya durante dos años de **dolores de estómago** y no podía pasar ningún día sin tomar tabletas. Le aconsejé que tomara los seis tragos arriba indicados de tisana de Cálamo (un trago antes y después de las comidas); tres semanas después desaparecieron los dolores y no volvieron a repetirse.

Otra mujer, de Baja Austria, tenía desde hacía muchos años **úlceras duodenales**. Para soportar los dolores tomaba continuamente medicamentos. No digería los alimentos sólidos y tampoco tenía apetito. Al enterarse de los efectos de la raíz de Cálamo, comenzó a tomar cada día los seis sorbos recomendados. Los dolores fueron disminuyendo paulatinamente hasta que desaparecieron por completo al cabo de cinco semanas. La mujer recobró el apetito y pudo comer como los demás de la familia comida casera sin que le sentara mal.

Un sacerdote de edad avanzada padecía desde muchos años de **diarrea**. Ya se había hecho con la idea de que su mal no se curaría nunca. Finalmente siguió mi consejo y empezó a beber los seis tragos de maceración de Cálamo. Al poco tiempo tenía el intestino curado.

A un niño pequeño no se le cortaba la **diarrea** a pesar de estar a dieta rigurosa; con el tratamiento de los seis tragos de tisana de Cálamo se puso bueno. Ahora ya ha aumentado de peso y su madre está contentísima.

Durante 10 años padecía un hombre de **diarreas sangrientas** que se presentaban de 30 a 40 veces al día. Su amigo me contó que aquel hombre, que en otros tiempos había sido alegre y optimista, se había convertido, como se comprende, en un hombre amargado. Todo lo que probó en los últimos años fue en vano. Estaba jubilado por incapacidad. Por las Pascuas empezó, aunque sin mucha confianza, a tomar los 6 sorbos de maceración de Cálamo diarios y simultáneamente 2 tazas de infusión de Maravilla. ¡Qué sorpresa me llevé cuando su mujer me escribió diciéndome que a principios de junio del mismo año había empezado su marido a trabajar!

Maceración: La tisana de raíces de Cálamo aromático se obtiene mediante maceración. Una cucharadita de raíces se pone a remojo durante la noche en ¼ l. de agua fría. Al día siguiente se calienta todo un poco y se cuela. La tisana se bebe tibia calentándola cada vez al baño de María.

Jugo fresco: Se limpian las raíces frescas cuidadosamente y se pasan antes que se sequen por la licuadora.

Baño: Aprox. 200 g. de raíces de Cálamo aromático se ponen a remojo en 5 l. de agua fría. Al día siguiente se calienta todo hasta que rompa a hervir y después de reposar un rato se añade el líquido al agua de baño (véase en Generalidades »Baños de cuerpo«).

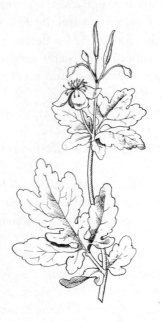

Celidonia
Chelidonium majus

Antiguamente gozaba la Celidonia – llamada también Celidueña, Hirundinaria, Hierba de las golondrinas, Hierba verruguera – de gran prestigio, mientras que hoy la toman muchos por planta venenosa. Este desprecio sólo me lo puedo explicar considerando el efecto que tuvo la campaña de propaganda que lanzó la industria farmacéutica en sus comienzos contra las mejores plantas, para desviar al pueblo de las hierbas curativas e introducir los medicamentos químicos.

La Celidonia con su tallo rollizo y muy ramificado es de una altura de 30 a 80 cm. Según las localidades empieza a florecer al comenzar la primavera y si hay suficiente humedad puede prolongar la floración hasta fines de verano. Las hojas lobuladas se parecen un poco a las del roble. Cuando se corta el tallo o la raíz, rezuma un jugo viscoso de color anaranjado. Se cría a orillas de los bosques en lugares frescos y sombríos y le gusta arrimarse a muros y setos. Aunque el verano sea muy caluroso y la planta esté medio seca, siempre saldrá al cortarla gran cantidad de ese líquido espeso anaranjado. Pero también en invierno, aunque haya nieve, se puede encontrar la Celidonia, siempre que uno recuerde el sitio donde crece.

La planta es un **depurativo de la sangre** y activa también su **formación**. Contra la **leucemia** la recomiendo yo junto con la Ortiga y retoños de Saúco. Pero hay que tomar de esta tisana compuesta, por lo menos, 2 litros diarios para que dé buenos resultados.

El jugo fresco de la Celidonia es el remedio más eficaz para curar los graves **trastornos del hígado,** sobre todo utilizando la planta recién cogida, que se lava y se pasa por la licuadora. Diluido en doble cantidad de agua tibia se bebe a sorbos distribuidos durante el día. Como **purificante** de la **sangre** y del **hígado** estimula también el metabolismo. Combate toda clase de **afecciones de la bilis,** de los **riñones** y del **hígado.** No obstante, según datos científicos recientes, no se recomienda el uso interno de la Celidonia durante un período prolongado porque puede causar daño al hígado. En una maceración de vino (véase »Modos de preparación«) cura en poco tiempo la **ictericia.** Esta planta es también muy recomendable contra las **almorranas** acompañadas de escozor en el ano, contra los pinchazos y **dolores al orinar,** así como contra el **zumbido de oídos.** En estos casos se toma el jugo fresco diluido en agua tibia o 2 ó 3 tazas de infusión (que no se debe hervir) a sorbos durante el día. En uso externo el jugo sirve contra las **afecciones malignas de la piel,** los **ojos de pollo,** las **verrugas** y los **líquenes incurables.** Las **cataratas** y las **máculas de la córnea** desaparecen poco a poco. El jugo ayuda incluso en el caso de **desprendimiento** o **hemorragia de la retina.** Para eso se arranca una hoja de la Celidonia y después de lavarla se estruje con los dedos mojados la parte tierna del rabillo. Con el líquido obtenido de esta forma, se unta el ojo cerrado en dirección de los ángulos. Aunque el jugo no entra directamente en el ojo se le transmiten sus virtudes curativas. Del mismo modo se procede contra las **cataratas** y otros **trastornos visuales** así como preventivamente en los ojos sanos cuando se tiene simplemente la **vista cansada.** A mí misma me sienta muy bien cuando a veces estoy leyendo y contestando cartas hasta muy entrada la noche. Entonces cojo de mi huerto una hoja de Celidonia y me froto suavemente, como se ha indicado anteriormente, el zumo hacia los rabillos de los ojos. Cada vez siento un alivio como si me quitaran un velo de los ojos. En la homeopatía preparan de la Celidonia una tintura de la cual se toman 2 ó 3 veces al día de 10 a 15 gotas con un poco de agua.

Hace unos años me contaron el caso de una campesina que tenía en el párpado inferior del ojo derecho una úlcera roja del tamaño de un guisante. El oculista al que fue la mujer para que le recetara nuevas gafas vio el bulto, el cual no le gustaba nada. Ella ya lo tenía desde hacía 7 años y no le molestaba. El médico extrajo una prueba y la mandó al laboratorio de análisis. Se trataba de **cáncer de la piel.** Como podrán figurarse, fue un choque terrible para la joven campesina. Pronto supe quién era – por casualidad una amistad de nuestra familia – y así pude llamarle la atención sobre la Celidonia. Era febrero y por suerte hacía buen tiempo. La Celidonia, que es una planta perenne, se mantiene fresca y verde en invierno. Le aconsejé a la mujer que trasplantara una planta con sus raíces en una maceta, para tenerla siempre a mano, y le dije que no tuviera miedo por el ojo, ya que ese jugo no lo perjudicaba. También le recomendé que fuera una vez al mes a la radioterapia, como se lo había ordenado su médico, aunque yo sé que los rayos X no destruyen las úlceras cancerosas pero sí partes sanas de la piel e incluso a veces los huesos. Poco antes de Navidad recibí la buena noticia de que la úlcera había desaparecido. La mujer vino a verme y me abrazó llena de alegría. El oculista que había consultado preguntó sorpendido lo que había hecho. Ella exclamó: »Cada mes radioterapia en Linz«, a lo que contestó el médico: »Si han sido los rayos X es un milagro.« También me dijo la mujer que si yo no le hubiera dado ánimo, fe y confianza, jamás hubiera soportado todo lo que veía en el laboratorio de radioterapia, todas esas caras de los otros pacientes comidas hasta los huesos. Les suplico a todos los que leen estas líneas: Ayuden ustedes también en un caso así y les evitará a sus próximos un final terrible. En nuestros tiempos tan contaminados se acumulan los casos en que se inflama una verruga y empieza de repente a crecer hasta convertirse en **cáncer de la piel.**

Hirsutismo en la cara, así como un **aumento del vello** de los brazos y de las piernas en las mujeres indican un trastorno de los riñones. Las partes afectadas se ungen con jugo de Celidonia, que se obtiene mediante una licuadora (el jugo fresco se conserva hasta un año en la nevera), se deja actuar unas horas y se lava con un jabón fino. Para que no se quede seca la piel se le aplica un poco de pomada de Maravilla, aceite de Manzanilla o de Hipérico (véase »Modos de preparación«). Aparte de este tratamiento externo hay que someterse a una cura de infusión de Ortiga (lo menos 3 ó 4 tazas al día) así como a baños de asiento con Cola de caballo para fomentar la irrigación sanguínea de los riñones (véase también bajo »Cola de caballo«).

Un conocido mío de la región de Maguncia utilizaba en sus paseos diarios el jugo de Celidonia del modo indicado. Su perro lobo, que ya era bastante viejo, siempre le acompañaba. Una vez le untó el hombre de broma los ojos con un poco de jugo, lo cual pareció sentarle bien al animal: pues a partir de aquel día, cada vez que su amo hacía su tratamiento de Celidonia, el perro se sentaba delante de él para que le hiciera lo propio.

Un día de noviembre di una conferencia en la casa del párroco de un pueblo austriaco. El sacristán que conocí allí llevaba gafas. Cuando volví en febrero a la misma casa, el hombre iba sin gafas y eso porque, según me contó, desde noviembre había seguido mi consejo de utilizar la Celidonia. Además dijo que ahora **veía mucho mejor** que antes con las gafas. Había buscado las hojas de la planta debajo de la capa de nieve. Este episodio lo he contado para demostrarles que ciertas hierbas medicinales se pueden coger frescas incluso en invierno cuando parece que la naturaleza está muerta.

Modos de preparación – Celidonia

Infusión: 1 cucharadita rasa de hierbas por cada ¼ l. de agua; no se hierve.
Jugo fresco: Las hojas, los tallos y las flores recién lavados se pasan por la licuadora.
Tintura: Remedio homeopático que venden en la farmacia.
Maceración de vino: 30 g. de Celidonia con la raíz se cubren de ½ l. de vino blanco y se deja todo una o dos horas en maceración; se exprime y se bebe a sorbos.

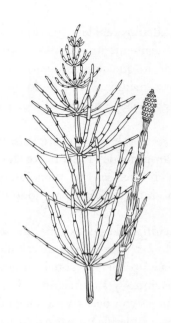

Cola de caballo

Equisetum arvense

Nombres populares: Cola de rata, Yunquillo, Cienudillos, Candalillo, Pinillo etc.

A principios de la primavera brotan de la cepa muy extendida y profunda primero los tallos fértiles, de color parduzco rojizo, que llevan los esporangios. Más tarde aparecen los tallos verdes de verano, de unos 40 cm. de altura, que se parecen a pinitos de construcción muy regular. Se cría en los campos, terraplenes y ribazos. Las plantas que crecen en la arcilla poseen la mayor cantidad de principios curativos. Según la procedencia, la cantidad de ácido silícico, con sus excelentes propiedades curativas, oscila entre el 3 y 16 %. Se sobreentiende que jamás se deben recolectar las plantas que se crían en los campos abonados con productos químicos. – Hay una variedad de Cola de caballo con ramitas finísimas que se cría en los bosques y en sus linderos; ésta también es curativa.

En la medicina popular la Cola de caballo gozaba desde tiempos remotos de gran prestigio, sobre todo por su poder **hemostático** y su eficacia contra las graves **afecciones de los riñones** y de la **vejiga**. Pero a pesar de ello se cayó con el tiempo en el olvido. Gracias a nuestro gran médico naturista Kneipp, la Cola de caballo ha vuelto a tener la fama de antaño. Para él esta hierba es »única, insustituible e inestimable« contra las **hemorragias**, los **vómitos de sangre**, las **afecciones renales y vesicales**, los **cálculos** y las **arenillas**. Dice que »la Cola de caballo es un remedio extraordinario para curar las úlceras cancerosas y la **caries ósea**. Lava, disuelve y quema todo lo malo. También se puede envolver la hierba húmeda y caliente en paños mojados y aplicarla a las partes enfermas.«

El padre suizo Künzle dice que todas las personas deberían beber a partir de cierta edad, cada día, una taza de infusión de Cola de caballo. Así desaparecerían todos los dolores debidos al **reuma** y a la **gota** así como las **neuralgias**, y todos gozarían de una vejez con salud. Cuenta que un anciano de 86 años que padecía terriblemente del **mal de piedra** se curó con un baño de vapor de Cola de caballo y vivió aún muchos años, y prosigue diciendo: »Esta hierba corta las peores **hemorragias** y los **vómitos de sangre** dentro de poco, casi en un abrir y cerrar los ojos, ingiriéndola en forma de infusión.«

Contra los **catarros dolorosos de la vejiga** y el **tenesmo** no hay mejor remedio que envolverse bien las piernas con el batín y dejar actuar los vapores de una infusión de Cola de caballo sobre la vejiga. Repitiendo este procedimiento varias veces se consigue combatir el mal en poco tiempo. Las personas ancianas que de pronto no pueden orinar y se tuercen de dolor porque la orina no sale o sólo gotea, pueden calmar los dolores mediante estos baños de vapor calientes, sin que el médico tenga que recurrir al sondeo.

Para combatir las **arenillas** y los **cálculos renales** y **vesicales** se toman baños de asiento calientes de Cola de caballo bebiendo simultáneamente una infusión caliente de la misma hierba a pequeños tragos; hay que retener la orina todo lo que se pueda para expelerla finalmente con presión. De esta manera suelen expulsarse también piedras. He recibido numerosas cartas de personas que han seguido este consejo y confirman la eficacia del método. Los cálculos han sido eliminados, así como toda clase de dolores y molestias.

La Cola de caballo ayuda en casos donde otros diuréticos no suelen dar resultados, como por ejemplo en la **hidrocardias**, en la **hidropesía de la pleura costal** o en **trastornos renales** debidos a la escarlata u otras graves enfermedades infecciosas con retención de agua. Con todo se puede afirmar que la Cola de caballo es un remedio muy indicado para todo el aparato renal y urinario, tanto en uso interno como externo.

Contra la **inflamación** o **supuración de la pelvis renal** un solo baño de asiento hace milagros. Para ello se emplea, solamente en uso externo, la Cola de caballo mayor, cuyos tallos son como un dedo de gordos. Esta variedad se cría en praderas y sotos pantanosos y, como ya se ha dicho, actúa instantáneamente contra las inflamaciones y supuraciones de la pelvis renal. Una señora que yo conocía muy bien estaba ya varios meses con **pelvitis** ingresada en el hospital de Innsbruck. Como no se mejoraba me hizo llamar. Yo le recomendé un baño de asiento con Cola de caballo. Pocos días después llegó una carta: »Me has salvado la vida. Ya estoy en casa. El baño de asiento con Cola de caballo me ha curado y he recuperado mis fuerzas.« Esta clase de Cola de caballo que alcanza más de un metro de altura y a veces la de un hombre, sólo se debe usar para baños de asiento. Sin embargo para infusiones que se toman bebidas se utiliza solamente la planta que se recoge en los campos, en los márgenes de las huertas y de los bosques.

En madres jóvenes se manifiestan a veces, como consecuencia de un parto difícil, **trastornos visuales;** éstos se deben muy probablemente a que los riñones de la madre han sufrido durante el parto. Baños de asiento de Cola de caballo activan desde el exterior la irrigación sanguínea de los riñones, disminuyendo así la presión en los ojos causada por la insuficiencia renal, mientras que los trastornos de la vista van desapareciendo.

El gran médico naturista, discípulo de Kneipp, Dr. Bohn ha hecho elogios a esta hierba: »Por un lado es un remedio contra las **hemorragias** y por otro lado – y esto en mayor grado – es una medicina para los riñones. Después de tomar infusión de Cola de caballo se expele una gran cantidad de orina de color oscuro. También actúa rápidamente contra la **hidropesía.**« En los casos donde los demás diuréticos ya no ayudan, se dejan de tomar todas las demás hierbas y se bebe durante 4 ó 5 días (en casos extremos 6 días) cinco o seis tazas de infusión de Cola de caballo, pero a sorbos, distribuidos a lo largo del día. Según la experiencia, en la mayoría de los casos se llega a eliminar el agua.

Las **erupciones cutáneas** acompañadas de picores, estén encostradas, purulentas o tiñosas, se curan con ayuda de lavados y compresas a base de infusión de Cola de caballo. Estos lavados y baños también se emplean contra la **oniquia** (inflamación de la raíz de la uña), los **pies llagados**, la **caries ósea**, las **heridas antiguas expansivas**, las úlceras cancerosas, los **espolones del calcáneo**, las **fístulas**, el **lupus**, la **sicosis derm.** y otros líquenes. En estos casos se pueden recomendar también las cataplasmas al vapor de Cola de caballo (véase en »Modos de preparación«). Las **almorranas dolorosas** se combaten cubriéndolas de un emplasto de hierba fresca, que se obtiene de la siguiente manera: lavar Cola de caballo recién cogida y picarla en el mortero hasta que se forme a modo de una papilla.

Contra las **hemorragias nasales** repetidas y persistentes se aplican compresas en frío de Cola de caballo, es decir paños embebidos de una infusión ya fría de esta planta. Por su poder hemostático la Cola de caballo ayuda asimismo, bebida en forma de infusión, a atajar las **hemorragias pulmonares, uterinas, hemorroidales** y **estomacales.** En estos casos se toma más concentrada que normalmente: 2 ó 3 cucharaditas repletas de hierba por cada taza.

La Cola de caballo mezclada con Verónica constituye, debido a sus cualidades depurativas de la sangre, un remedio preventivo contra la **arteriosclerosis** y la **pérdida de la memoria.** Se puede considerar como el mejor profiláctico contra el **cáncer.**

Para combatir la **hiperhidrosis de los pies** (sudor excesivo) recomiendo la tintura de Cola de caballo (véase en »Modos de preparación«), un excelente remedio con el que se frotan diariamente los pies, después de lavarlos y secarlos bien. Pero también hay que tomar cada día, media hora antes del desayuno, una taza de infusión de la misma hierba. Los pediluvios con esta planta tienen el mismo provecho. Contra la **caspa** se lava la cabeza cada día con un cocimiento de Cola de caballo y se frota después bien con un buen aceite de oliva. De esta forma se quita rápidamente esa molestia.

La **incontinencia de orina** (orinarse en la cama) se combate con una infusión compuesta de Cola de caballo e Hipéricon, de la cual se administra una o dos tazas al día; con la última comida no se bebe ya nada. Esta mezcla la recomiendo también para hacer gárgaras y enjuagues en los casos de **anginas, estomatitis, estomatitis ulcerosa, cariadura, encías sangrantes, gingivitis, fístulas** y **pólipos** del paladar y de la garganta. Contra el **flujo blanco** de la mujer se toman baños de asiento de Cola de caballo.

No olvidemos que la Cola de caballo es una de las mejores plantas medicinales para los pulmones, tanto en **bronquitis crónica** como en **tuberculosis pulmonar.** Tomando regularmente la infusión se consigue, gracias a su contenido en ácido silícico, la curación del pulmón tuberculoso, suprimiendo al mismo tiempo la **debilidad general** debida a la afección pulmonar.

Según el fitobiólogo austriaco Richard Willfort, investigaciones recientes permiten la hipótesis que la ingestión prolongada de infusión de Cola de caballo actúa de tal manera sobre los **tumores malignos** que detiene su crecimiento hasta hacerlos desaparecer. Incluso **pólipos del bajo vientre** o del **ano** y **sinovitis** se curan del mismo modo. En estos últimos casos se apoya el tratamiento mediante cataplasmas al vapor y baños de asiento de Cola de caballo. Estas cataplasmas son también muy útiles contra los **cólicos del estómago,** del **hígado** y de la **bilis** así como contra las **congestiones dolorosas,** cuya presión hacia arriba entorpece el funcionamiento el corazón.

El 19 de diciembre 1977 recibí una llamada telefónica desde Estiria. Se trataba de un campesino de 49 años de edad. En la planta de su pie se había formado un tumor duro muy doloroso, que le impedía asentar el pie sobre el suelo. Había estado unos días en el hospital, pero lo volvieron a mandar a casa. Yo le aconsejé que se hiciera cataplasmas al vapor de Cola de caballo, ya que sé que éstas curan incluso los **tumores malignos.** Imagínense lo que me alegré cuando el 22 de diciembre, es decir a los tres días, me volvieron a llamar para anunciarme que el tumor se había disuelto; la piel estaba un poco relajada y blanda y de la induración ya no se notaba nada. ¡Otro milagro de la farmacia de Dios!

He podido constatar que incluso los más fuertes **dolores intervertebrales** – siempre que no se deban a un nervio estrangulado – se calman a veces muy pronto con baños de asiento de Cola de caballo. Si la radiografía hace ver que las vértebras están desgastadas por la edad no es necesario que uno tenga que padecer dolores. La presión de un riñon dañado que se extiende hacia arriba actúa sobre los nervios que discurren exteriormente a lo largo de la espina dorsal, lo que causa dolores. Así que éstos no los causan necesariamente las vértebras sino los nervios que están sin protección. En este caso, un baño de asiento de Cola de caballo suprime rápidamente la presión hacia arriba al activar poderosamente la función de los riñones.

Una mujer de 38 años estaba ya tres años bajo tratamiento médico por **dolores intervertebrales.** En vez de mejorar, aumentaban los dolores y en la región de la espalda y el cuello se sentía ya tan entorpecida que por la mañana no podía levantarse de la cama sino era con ayuda de unas varas que su marido le había montado expresamente sobre su cama. En ocasión de una conferencia que di en aquel tiempo en Steyr (Alta Austria), conocí a la mujer. No lo van a creer si les digo que un solo baño de asiento de Cola de caballo la liberó de los dolores y del entorpecimiento. Este mismo tratamiento vale para los **dolores vertebrales** en los conductores de tractores agrícolas. Las vibraciones no perjudican las vértebras, sino los riñones; éstos ejercen enseguida una presión hacia arriba, lo cual se puede suprimir mediante baños de asiento de Cola de caballo.

Desde hacía años, una señora de Suiza tenía toda la espina dorsal, desde la vértebra cervical, tiesa como un palo. Las curas a las que se sometía cada año en la clínica del doctor Zeileis en Gallspach le proporcionaban sólo un alivio temporal pero no la curaban. Por casualidad hice la amistad de esa señora y me prometió, sin estar muy convencida, tomar enseguida que llegara a casa un baño de asiento de Cola de caballo. No tardó mucho en llamarme diciendo, llena de alegría, que antes de terminar con el baño, al cabo de 10 minutos de estar en el cocimiento de hierbas calientes, ya se le quitó el entorpecimiento y, según me enteré, no volvió a presentarse jamás en los siguientes años.

El gran neurólogo Dr. Wagner-Jauregg dice en sus escritos: »Dos **terceras partes de todos los enfermos de los nervios no tendrían que estar en las clínicas, si tuvieran los riñones sanos.**« Y efectivamente he podido recomendar los baños de asiento de Cola de caballo a muchos infelices que a causa de **trastornos renales** padecían de **depresiones, manías** y **accesos de rabia;** así los he salvado del manicomio. En estos casos conviene tomar también por vía interna infusiones de Cola de caballo, de Ortiga y de Milenrama, de cada cual una taza por la mañana y otra por la tarde.

En los casos graves de **trastornos renales** con todos los inconvenientes que los acompañan, es importante que se utilice para los baños de asiento la planta fresca; la mejor para eso es, como ya se ha dicho, la que se cría en los prados pantanosos. Se necesita un cubo de 5 litros lleno de plantas por cada baño (véase en Generalidades »Modos de preparación«). El agua del baño tiene que cubrir los riñones. Después de 20 minutos (duración del baño) hay que envolverse, sin secarse previamente, en un albornoz y reposar durante una hora, bien tapado, en la cama. Luego se cambia de ropa. El agua del baño se puede utilizar dos veces volviendo a calentarla.

Modos de preparación – Cola de caballo

Infusión: 1 cucharadita colmada de hierba por cada ¼ l. de agua; no se hierve.

Cataplasmas al vapor: Se pone agua a hervir en una olla y sobre la misma se coloca un tamiz con dos puñados de Cola de caballo. Cuando la hierba esté bien caliente y reblandecida, se envuelve en un paño y se aplica a la parte enferma del cuerpo. Se cubre todo bien para que se mantenga caliente y se deja actuar durante varias horas o toda la noche.

Baños de asiento: 100 g. de Cola de caballo se dejan toda la noche a remojo; al día siguiente se calienta todo y cuando rompa a hervir se cuela el líquido, que se mezcla con el agua del baño. Duración del baño: 20 minutos. Después de este baño no hay que secarse, sino envolverse en una toalla grande o en un albornoz y quedarse una hora bien tapado en la cama.

Tintura: 10 g. de hierba fresca por cada 50 g. de aguardiente (de grano) puro. Se deja macerar 15 días al sol o cerca de la lumbre agitando la botella cada día.

Cataplasmas de plantas frescas: Cola de caballo recién cogida se lava y se pica en el mortero hasta que se forme a modo de una papilla.

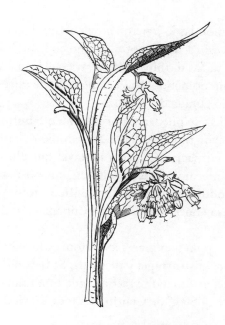

Consuelda mayor
Symphytum officinale

En el lenguaje popular llamada también Suelda, Sueldaconsuelda, Consólida, Sínfito mayor y Orella d'ase – en inglés Comfrey. Esta planta medicinal es una de las mejores e indispensables de las que nos ofrece la naturaleza. Crece en praderas pantanosas, a las orillas de los campos, en zanjas húmedas y a lo largo de riberas. También se encuentra en setos y escombreras, donde florece todo el año. Las hojas son ásperas y terminan muy puntiagudas. La raíz perenne, marrón oscura, hasta negra, en el exterior y blanca o amarillenta en el interior, es del grueso del pulgar y cuando se corta se presenta muy viscosa, casi untosa y grasosa al tacto. Siendo una planta de raíz profunda no hay peligro de que se extinga. Las raíces se excavan en primavera o en otoño y para ello se necesita una pala apuntada. La hierba fresca se recolecta antes y durante la floración.

La tintura de la Consuelda mayor, que uno mismo puede preparar fácilmente, posee una fuerza maravillosa. Enfermos de **reumatismo** y de **hinchazón de las articulaciones** que han sido tratados durante años con excelentes medicamentos pero sin ningún mejoramiento, han recuperado su salud con la tintura de Consuelda mayor. Una mujer que casi ya no podía usar el brazo derecho (la articulación del húmero estaba más o menos inmovible y el médico había diagnosticado una parálisis) empezó a frotarse cada día, siguiendo mi consejo, la articulación y el brazo derecho con tintura de Consuelda mayor. De día en día se sentía mejor. Hoy la mujer puede mover el brazo normalmente y hacer otra vez todas sus faenas de casa. Pero también ayudan las hojas de la planta, escaldadas y machacadas, aplicadas en forma de cataplasma a los **miembros paralizados,** si el mal viene de **extenuación** (exceso de trabajo), **luxación, torcedura** o de un **ataque de apoplejía.** En estos casos basta a veces la aplicación durante una noche.

La tía de mi marido fue atropellada en la calle por una motocicleta. La ingresaron en el hospital con una fractura de la articulación de la cadera, le pusieron un clavo y después de curada la mandaron a casa. Le dijeron que volviera al año para sacarle el clavo. Como no tenía dolores y podía andar normalmente, la mujer no cumplió el plazo señalado para la revisión prevista. Todo parecía estar perfectamente en orden hasta que un día le entraron unos dolores insoportables. Posteriormente le quitaron el clavo y vieron que ya se había formado una **supuración en el hueso.** Las inyecciones que le daban le calmaban por poco rato los dolores pero no le curaron la supuración. En aquel deplorable estado de salud vino la pobre mujer a visitarnos. Puedo afirmar sin ninguna exageración que cataplasmas calientes de raíces molidas le trajeron alivio de un día al otro. Al día siguiente, la mujer ya pudo estar sentada y acostada sin sentir dolores. Como en la herboristería solo venden raíces cortadas a pedacitos, nuestra sabia tía las terminaba de secar en el horno de la cocina y las molía con un viejo molinillo de café. Continuó poniéndose las cataplasmas de raíces (véase la receta en »Modos de preparación«) hasta que se sintió curada del todo.

Con estas cataplasmas de raíces se pueden curar igualmente **bultos del tobillo o de la muñeca.**

Las raíces de Consuelda mayor molidas, llamadas también »harina de Consuelda«, se pueden comprar hoy en día en muchas farmacias. Quisiera subrayar que estas cataplasmas de raíces de Consuelda mayor pueden aliviar a enfermos de **paraplejía.** Asimismo ayudan estas cataplasmas calientes en casos de **úlceras varicosas, nódulos musculares reumáticos, tofos gotosos, hinchazones, dolor de nuca, dolor de muñón,** e incluso contra la **periostitis** (inflamación de las membranas que recubren los huesos).

Las raíces también se pueden poner en maceración tomando la bebida contra **catarro bronquial, trastornos del aparato digestivo, gastrorragia y pleuritis.** Se beben de 2 a 4 tazas a lo largo del día a sorbos. Para curar las **úlceras del estómago** se recomienda una tisana compuesta de 100 g. de Consuelda mayor, 50 g. de Maravilla y 50 g. de Centinodia (véase »Modos de preparación«).

Quisiera mencionar otra vez la tintura de Consuelda mayor y decir que compresas mojadas con esta tintura se han utilizado con mucho éxito en la curación de **úlceras externas e internas, heridas** de toda clase, **contusiones, hematomas y fracturas.**

Las hojas de la Consuelda mayor no sólo se usan para cataplasmas sino también como aditivo de baños de cuerpo contra **dolores reumáticos, gota, dolor de los huesos, trastornos de la circulación de la sangre y lesiones intervertebrales.** Los baños de asiento de la Consuelda mayor se emplean contra **trastornos de la circulación de la sangre en las piernas, varices** y para tratamientos postoperatorios de **fracturas de hueso.**

En algunas regiones se suelen freír las hojas de la Consuelda mayor rebozadas en una masa de leche, huevo y harina. De esta manera se beneficia toda la familia de los agentes activos de esta hierba medicinal.

Modos de preparación – Consuelda mayor

Maceración de raíces: Dos cucharaditas de raíces a pedacitos se ponen a macerar durante la noche en ¼ l. de agua fría; por la mañana se calienta ligeramente y se cuela. Se bebe a sorbos.

Infusión para úlcera de estómago: Una cucharadita bien llena de la mezcla se escalda con ¼ l. de agua hirviendo y se deja reposar durante 3 minutos. Se beben 3 ó 4 tazas al día a sorbos y caliente.

Cataplasmas de raíces: Raíces bien secas se muelen finamente y se remueven en una taza con agua muy caliente y unas gotas de aceite a modo de una papilla. Esta masa se extiende sobre un lienzo, se aplica caliente a la parte enferma del cuerpo y se venda.

Cataplasmas de hojas frescas: Hojas recién cogidas se lavan y se machacan sobre una tabla o en el mortero hasta formar una masa que se aplica a las partes afectadas y se venda.

Cataplasmas de hojas escaldadas: Hojas de Consuelda mayor se escaldan y se usan como cataplasmas.

Baño de cuerpo: Se ponen 500 g. de hojas de Consuelda mayor frescas o desecadas durante la noche en 5 l. de agua fría a remojo. Al día siguiente se calienta hasta que rompa a hervir, se cuela y se mezcla el líquido con el agua del baño (véase en Generalidades »Baños de cuerpo«).

Baño de asiento: Como para baño de cuerpo pero solamente con 200 g. de hojas.

Tintura: Se lavan las raíces de la Consuelda mayor y se limpian bien con un cepillo. Cortada a pedacitos se meten, sin apretar, en una botella hasta que lleguen al gollete y se cubre todo de un buen aguardiente o de alcohol. Hay que dejar la botella tapada 15 días al sol o en un lugar cálido. Todas las raíces tienen que estar cubiertas de aguardiente.

Pomada: De 4 a 6 raíces frescas y bien lavadas se pican y se fríen brevemente en unos 250 g. de manteca de cerdo pura de la parte de los intestinos y se deja todo reposar durante la noche. Al día siguiente se calienta un poco, se filtra a través de un lienzo y se exprime. Se llenan enseguida pequeñas vasijas bien limpias y se guardan en la nevera. La pomada de Consuelda mayor puede emplearse en vez de la cataplasma de raíces. Es un vulnerario indispensable para el hombre y animal.

Vino de Consuelda mayor: De 2 a 5 raíces frescas y bien lavadas se cortan en trocitos y se dejan macerar durante 5 ó 6 semanas en 1 litro de vino blanco puro. ¡Es un remedio excelente para enfermos del pulmón!

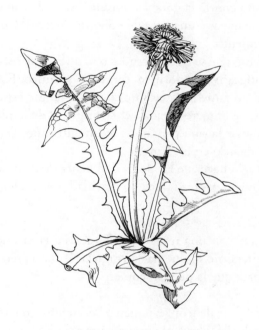

Diente de león
Taraxacum officinale

Se le denomina también Taraxacón, Achicoria amarga, Amargón, Cardeña, Hocico de puerco y Pelosilla (cuando tiene el fruto ya hecho). El Diente de león, que en los céspedes suele ser una hierba mala muy molesta, constituye para la humanidad afligida una planta medicinal de gran valor. Se cría en los prados y todos los lugares herbosos y florece casi todo el año. En las regiones de los Alpes aparece la flor en abril y mayo, cubriendo todo a modo de un tapiz amarillo, lo que ofrece un aspecto muy alegre. La planta huye los suelos demasiado húmedos. Sus dos virtudes más destacadas son las de curar las **afecciones de la bilis** y las **enfermedades del hígado**.

Las hojas se recolectan antes de la floración, las raíces en primavera u otoño, los bohordos durante la floración. Toda la planta es curativa. Yo misma he tomado la costumbre de poner en primavera cada día una ensalada de toda la planta en la mesa, para la cena la solemos comer mezclada con patatas hervidas y guarnecida con huevos duros. Cuando estuve en Yugoslavia sometida a una cura, nos daban a todos cada día, aparte de las otras ensaladas frescas, un platito de ensalada de Diente de león. El médico, un famoso especialista del hígado, con el que hablé del asunto, me dijo que el Diente de león era un estimulante poderoso del hígado. Hoy sé que los bohordos floríferos recién cogidos, de los que se comen cada día unos 5 ó 6, crudos, ayudan rápidamente contra la **hepatitis crónica** (dolor agudo y punzante que se extiende hasta la parte inferior del omóplato derecho). También combaten la **diabetes**. Los diabéticos deben comer cada día unos 10 de esos rabillos de la planta en flor. Estos se lavan antes de quitarle la cabezuela de la flor y se mascan espaciosamente. Al principio parecen un poco amargos, pero son muy tiernos y jugosos y es como si se comiera una hoja de endivia. Las personas enfermizas que se sienten siempre decaídas y cansadas deberían someterse a una cura de 15 días a base de bohordos frescos de Diente de león. Se quedarían sorprendidas del buen resultado que dan.

Pero estos bohordos curan también otros males. Por ejemplo quitan los **picores**, los **líquenes** y las **erupciones** de la piel, mejoran los **jugos gástricos** y **depuran el estómago**. Asimismo eliminan los **cálculos biliares**, sin causar dolores, y estimulan la **actividad del hígado y de la bilis**. – El Diente de león contiene, aparte de sales minerales, importantes sustancias curativas y reconstituyentes, imprescindibles para curar las **enfermedades metabólicas**. Gracias a sus cualidades depurativas de la sangre, es un remedio indicado contra la **gota** y el **reuma**; la hinchazón de las glándulas desaparece, sometiéndose durante 3 ó 4 semanas a una cura de bohordos frescos. Contra la **ictericia** y el **mal del bazo** se sigue el mismo tratamiento.

Las raíces del Diente de león, que se comen crudas o se utilizan desecadas para infusiones, actúan de **purificante de la sangre, digestivo, sudorífico, diurético** y **tónico**. Fomentan la fluidez de la sangre, por lo que se consideran un remedio excelente contra la **sangre espesa**.

Según antiguos herbarios, las mujeres usaban el cocimiento de la planta como cosmético. Con esa tisana solían lavarse los ojos y la cara para obtener un cutis fino. Esta planta se mantiene fresca todo el año y produce hojas incluso en invierno.

Cada año en primavera suelo hacer de las flores de Diente de león un jarabe que tiene un sabor riquísimo y es además muy bueno para la salud. En Navidad preparo los dulces de miel siempre con este jarabe.

Mi madre se encontró una vez con una mujer que llevaba en el delantal un montón de flores de Diente de león. Cuando le preguntó lo que hacía con ellas le dio la receta de ese exquisito jarabe o »miel« que les apunto aquí para que la puedan copiar:

Cuatro puñados de flores de diente de león se ponen a hervir a fuego lento en 1 litro de agua fría. Se le da un hervor y se retira la olla del fuego. Al día siguiente se cuela todo y con las manos se exprimen bien las flores. Al líquido se le añade un kilo de azúcar moreno y medio limón cortado en rodajas (si está tratado se quita la piel). Se remueve bien todo y se pone la olla al fuego sin taparla. Para que se conserven las vitaminas se deja a fuego muy lento. Así se va evaporando el líquido sin hervir. Hay que dejar enfriar la masa una o dos veces para constatar su consistencia. El jarabe no debe estar demasiado espeso ya que al guardarlo se cristalizaría con el tiempo. Pero si está demasiado claro se estropea pronto. Tiene que quedar a modo de una miel; se puede comer con pan para el desayuno y está delicioso.

Un día había estado trabajando un carpintero en nuestra casa y para cenar le di a él fiambre mientras que mi familia se deleitaba con pan con mantequilla y miel de Diente de león. Cuando el hombre vio lo a gusto que nos la comíamos quiso probarla. El, que hacía también de apicultor, no creía que la »miel« la hubiera hecho yo misma. Se quedó entusiasmado y dijo que el jarabe casi no se distinguía de la miel de abeja. Aquí hay que mencionar que a los enfermos de los riñones no les sienta muy bien el ácido de la miel de abeja, por lo que les recomiendo el jarabe de Diente de león.

A pesar de que esta planta tan valiosa goza de gran fama en la Medicina popular, la mayoría de la gente la desprecia y la toma por una hierba mala muy molesta. Durante una procesión de Semana Santa me di cuenta de que un chico que portaba una bandera tenía la cara desfigurada por el **acné.** Hablé con su madre llamándole la atención sobre el efecto depurativo de la Ortiga y del Diente de león. La mujer ni siquiera conocía esta planta, aunque ella no era de ninguna capital, sino una habitante de nuestra pequeña ciudad. Cuando le enseñé la planta se escandalizó y dijo que cómo iba a dar tales hierbas malas a su hijo.

Modos de preparación – Diente de león

Infusión: 1 cucharadita colmada de raíces se ponen a macerar durante la noche en ¼ l. de agua fría; al día siguiente se calienta hasta que rompa a hervir y se cuela. Esta cantidad se bebe media hora antes y media hora después del desayuno.

Ensalada: Se prepara con las hojas y las raíces frescas (véase arriba).

Bohordos: Se comen de 5 a 10 bohordos crudos al día, después de lavarlos y mascarlos espaciosamente.

Jarabe: véase arriba

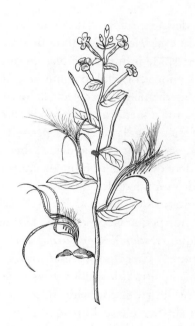

Epilobio de flor pequeña
Epilobium parviflorum

De un padre de familia recibí una vez una carta en la que ponía estas palabras: »Le suplico de rodillas que me indique un camino para recuperar mi salud y devolverle a mi familia, que sufre, igual que yo, un padre sano.« Primero me había descrito su vía crucis: En 1961 se agudizó una **inflamación crónica de la próstata,** después de haberse bañado en agua radioactiva. Lo mandaron de un hospital a otro, sin que ningún médico se decidiera a operarlo; estaba desesperado. Cada evacuación del vientre iba acompañada de sangre y pus. La gran cantidad de medicamentos que tomaba le causaron úlceras duodenales, la destrucción de la flora intestinal y una grave insuficiencia hepática. Estaba más cerca de la muerte que de la vida y finalmente el médico le ordenó que se dejara de tomar todos los medicamentos. Después lo operaron, según escribió, con »bisturí eléctrico«. Pero a pesar de la operación la inflamación no se le había quitado. Tabletas e inyecciones empeoraron nuevamente su estado de salud.

Finalmente tomó infusión de Ortiga y de Epilobio, lo cual mejoró su enfermedad hasta tal punto que hoy ya puede ir al trabajo. Quizás este padre de familia tan probado no hubiera tenido que sufrir este calvario si hubiera conocido a tiempo el Epilobio de flor pequeña, que cura radicalmente todas las afecciones de la próstata.

El Epilobio, que hasta hace poco se desconocía como planta curativa y tampoco se mencionaba en ninguno de los herbarios comunes, ha conseguido un éxito triunfal como remedio vegetal contra las **enfermedades de la próstata** sólo desde su presentación en la primera edición de mi folleto »Salud de la Botica del Señor«. En muy poco tiempo se ha hecho famoso dentro y fuera de Europa, sobre todo por haber curado a tantos prostáticos. Últimamente ya aparece en los herbarios y en revistas especializadas. Sin embargo existe una cierta inseguridad debido al gran número de variedades de esta planta.

Las siguientes variedades se pueden considerar como curativas: El **Epilobio de color rosa** *(Epilobium roseum)*, el **Epilobio de flor pequeña** *(Epilobium parviflorum)*, el **Epilobio de montaña** *(Epilobium montanum)*, el **Epilobio verdescuro** *(Epilobium obscurum)*, el **Epilobio lanceolado** *(Epilobium lanzeolatum)*, el **Epilobio de colina** *(Epilobium collinum)*, el **Epilobio de pantano** *(Epilobium palustre)*, el **Epilobio de guijo** *(Epilobium fleischeri)*, el **Epilobio de los Alpes** *(Epilobium anagallidifolium)*.

Los Epilobios curativos se pueden identificar a través de su flor pequeña de color rojizo, rosa pálido o casi blanco. Esta parece estar clavada en la punta de una vaina (de cuatro valvas) alargada y delgada que al secarse y abrirse despide infinitas semillas coronadas por sendas mechitas de pelo blanco algodonoso. En el Tirol se conoce el Epilobio con el nombre de »Cabello de mujer«.

De las mencionadas variedades medicinales se recolecta la hierba entera, es decir el tallo, las hojas y las flores, procurando cortar la planta a media altura (se deja romper fácilmente) para que puedan desarollarse renuevos. La hierba recién cogida se corta a pedacitos. De la infusión de Epilobio se beben incluso en los casos más graves sólo dos tazas al día, a saber, una por la mañana en ayunas y la otra por la noche. Pero esto no quiere decir que uno pueda ahorrarse el ir al médico. Es imprescindible consultarlo cuando se trate de enfermedades graves.

Existen dos variedades de Epilobio que jamás deben ser recolectadas, pero que tampoco se confunden fácilmente con las de flor pequeña. Se trata de la **Hierba de San Antonio** *(Epilobium hirsutum)* y del **Epilobio de bosque** *(Epilobium angustifolium)*. La primera tiene flores de unos 2 cm. de anchura, de color purpúreo. Crece en los matorrales a orillas de las acequias y de los arroyos y puede alcanzar 150 cm. de altura; los tallos y las hojas son carnosos y están cubiertos de un vello muy suave. Richard Willfort, el conocido fitobiólogo austriaco, que sí que conocía el Epilobio como planta medicinal, dice en su libro que el Epilobio de flor pequeña se puede confundir con la Hierba de San Antonio; ésta se hace mucho más alta, tiene las hojas y los tallos carnosos y las flores cinco veces más grandes que aquella, pero produce el **efecto contrario.** El Epilobio de bosque alcanza una altura de 150 cm. y se cría en los claros y linderos de los bosques, en los desmontes y sobre todo donde crecen los frambuesos salvajes. Las grandes flores purpúreas están agrupadas en largos racimos piramidales sobre un tallo rojizo. Se presenta en abundancia formando durante la floración verdaderas llanuras ardientes. Este Epilobio **no vale** para combatir las afecciones de la próstata.

Siendo yo todavía muy joven murió mi suegro, en la flor de su vida, de una **hipertrofia de la próstata.** Un vecino nuestro, muy instruido en la ciencia de las hierbas medicinales, me eneñó entonces el Epilobio de flor pequeña y comentó: »Si su suegro hubiera tomado infusión de esta planta estaría hoy aún en vida. ¡Grávese esta planta en la memoria! Usted es todavía una mujer joven y podrá ayudar a muchos con ella.« Pero como suele suceder cuando uno es joven y está sano, no le hice mucho caso a esta hierba. Sin embargo mi madre sí. Ella la recolectaba cada año y ayudaba a muchos enfermos de la **vejiga** y de los **riñones**. La eficacia curativa de esta planta es tal que muchas veces quita instantáneamente las molestias debidas a las **afecciones de la próstata**. Ha habido casos en que hombres que ya estaban a punto de operarse y expelían la orina a gotas, sintieron alivio después de tomar una sola taza de infusión de Epilobio. Está claro que para conseguir una curación total hay que tomar la infusión durante un período.

Mi madre me contó el caso de un hombre que se había operado tres veces – **cáncer de la vejiga** clínicamente demostrado – y que se encontraba en condiciones físicas deplorables. Yo le aconsejé que bebiera infusión de Epilobio. A través de su médico me enteré más tarde de la curación del enfermo. Esto sucedió en un tiempo en que yo todavía no me dedicaba a las plantas medicinales. Aquella curación me causó una impresión profunda. Mi madre me advirtió que, si ella una vez muriera, no olvidara nunca de recolectar en verano esta planta. El día de la Candelaria de 1961 falleció mi querida madre y aquel año me olvidé de coger Epilobio.

En otoño del mismo año supe en la consulta de mi médico que un conocido mío se encontraba sin ninguna esperanza en el hospital con **cáncer de la vejiga**. »¡No«, exclamé, »un hombre tan bueno no debe morir!« Me acordé del Epilobio, pero el médico, aunque no era contrario a las plantas curativas, dijo que en ese caso ya no había remedio. Pero como había olvidado de recolectar la hierba me entró un pánico al pensar que a mediados de octubre la planta estaría ya sin flor y seca. No obstante me fui a buscarla. Me acordé de un sitio donde la había visto florecer en verano. Aunque allí sólo encontré ya unos tallos amarillos, los cogí y se los mandé cortados a pedacitos a la mujer del pobre enfermo. Este empezó a tomar dos tazas diarias, una por la mañana y otra por la tarde, y al cabo de 15 días me llamó el médico por teléfono diciéndome que el enfermo había mejorado considerablemente y añadió riéndose: »Conque tu hierba ayuda, ¿eh?« Desde entonces he podido ayudar a centenares de personas, tal como me lo había sugerido el anciano de mi pueblo: »¡Grávese esta planta en la memoria! Usted podrá ayudar a muchos con ella.«

Un farmacéutico de Munich me enseñó una antigua farmacopea según la cual por 1880 el Epilobio todavía se citaba oficialmente. Medicamentos químicos suprimieron por completo su uso. Pero a través de mis conferencias, excursiones botánicas y publicaciones, el Epilobio ha vuelto a ser apreciado en todas las capas de la población. Mis sugerencias tienen gran resonancia en muchas personas, ya que por dondequiera que pase con mi marido en nuestros paseos, sea en las montañas, por los caminos de los bosques, a orillas de arroyos o en desmontes, incluso en las colinas cercanas a Linz, observamos con gran satisfacción que la gente ha arrancado cuidadosamente el tallo central de la planta. Quien conoce esta hierba medicinal la estima y procura no estropearla para que no se extinga. Recolectándolo debidamente, el Epilobio se renueva dos o tres veces. En primavera brota del rizoma una nueva planta.

Por las cartas que recibo me entero con gran placer de que el Epilobio de flor pequeña se cría en muchos huertos entre las fresas, las verduras y los arbustos. Antes se arrancaba como hierba mala. ¡A cuántos infelices hubiera podido devolver la salud y el ánimo de vivir! Hace poco pude ayudar a un sacerdote afectado de **cáncer de próstata** y de **vejiga** a quien los médicos tenían por incurable. Hoy ha recuperado sus fuerzas y puede dedicarse plenamente a su oficio.

Una señora de la Selva Negra me escribe lo siguiente: »Mi cuñada tuvo, como consecuencia de un tratamiento del bajo vientre con rayos, lesiones en los intestinos y en la vejiga. Le dieron tan fuertes **dolores de vejiga** que el médico tuvo que darle morfina para calmarlos. Finalmente nos decidimos a buscar, con ayuda del dibujo en ›Salud de la Botica del Señor‹, el Epilobio de flor pequeña; lo encontramos y después de tomar la enferma durante una semana la infusión desaparecieron los dolores. ¡Estos son los milagros de la farmacia de Dios!«

Con el Epilobio de flor pequeña se curan muchos **prostáticos,** a veces sin tener que operarse. En los casos donde ya se haya operado, el Epilobio elimina el escozor y las otras molestias postoperatorias. Pero en cada caso es imprescindible consultar al médico.

Desde Coburg me escribe un prostático reconvalesciente: »El Epilobio de flor pequeña me ha ayudado a curar mi próstata. Estando en el hospital como consecuencia de un infarto de corazón tuve problemas con la próstata, y como mi corazón enfermo no permitía ninguna clase de operación, me dijeron que si empeorara tendrían que introducirme una sonda permanente. En eso me alcanzó la noticia del maravilloso Epilobio de flor pequeña, que había ayudado a tantos en casos semejantes. Empecé a tomar tres tazas diarias; en pocos días se fueron todas las **molestias prostáticas.** De momento sigo tomando dos tazas por día para conseguir una curación completa. A Nuestro Señor le doy las gracias de todo corazón y deseo que usted, señora Treben, pueda socorrer con el Epilobio a muchas personas en estos trances difíciles. Es increíble lo que consiguen las hierbas medicinales del Señor donde la medicina clásica fracasa.«

Modo de preparación – Epilobio de flor pequeña

Infusión: Se echa ¼ l. de agua hirviendo sobre 1 cucharadita repleta de hierbas y se deja un poco en reposo. Sólo se toman 2 tazas diarias, una por la mañana en ayunas y la otra media hora antes de la cena.

El epilobio ayuda (del doctor Dirk Arntzen, Berlín)
Una carta del doctor Arntzen, médico y antropósofo:

»La siguiente exposición se basa en un concepto de la planta como lo sugirió Rudolf Steiner y lo desarrollaron después varios biólogos y botánicos. Este concepto es en realidad una imagen y se le denomina: ›El hombre invertido tripartito‹. Esto significa que la raíz corresponde a la organización de los nervios y de los sentidos, es decir a la cabeza del hombre, la zona de las hojas al sistema central o rítmico y la zona de la flor y del fruto al metabolismo y a los miembros.

Esta imagen, como sucede con todas las cosas de la vida, no se deja proyectar mecánicamente. Hay que elaborarla de nuevo para cada planta y para cada paciente. Pero una vez se haya captado, aunque por el momento sea sólo a través de unos pocos ejemplos, proporciona una base duradera para la comprensión, bastante difícil, de las ›relaciones‹ entre el hombre y la planta.

El principio de este procedimiento se va a demostrar con un ejemplo. Tomemos la Hamamelis virginica, Avellana de bruja. En esta planta brotan en invierno las flores directamente de la corteza. No existe la unión habitual a través de la hoja. La corteza se atribuye a la zona mineral de la raíz. Se trata pues de una situación donde el ›principio metabólico‹ de la flor se encuentra en conexión directa con el ›principio nervioso‹ de la raíz y corteza, sin que haya un equilibrio ›sano y normal‹ por medio de la hoja. En este estado se encuentra p. ej. el hombre (y naturalmente el animal) cuando se trata de heridas, especialmente en la zona anal. La Hamamelis es un modelo para la úlcera, para la almorrana. Sabe manejar esta situación toda la vida, sin caer enferma; incluso se podría decir que vive de esta situación excepcional y por ella. Así se convierte la planta en un remedio para nosotros, porque nos enseña cómo podemos manejar toda una vida una cierta situación que se nos presenta como una realidad, sin que nos pongamos malos. Y como tales ›situaciones‹ son hechos de la vida, es decir que ya son inmateriales, ya no cuenta lo cuantitativo, lo material, lo cual puede explicar el efecto de las diluciones homeopáticas (potencias).

Ahora bien, hablemos del **Epilobio** de María Treben. Esta planta se caracteriza sobre todo por el hecho de que lo que parece ser en el primer momento un simple cabillo, es en realidad el ovario hipógino que, como es propio de los frutos, se engruesa, cambia de color y se alarga. En otoño despide las semillas, envueltas en gran cantidad de algodón. El Epilobio en sus variedades es una planta bastante frecuente. Florece y fructifica mucho, es decir que en ese ámbito despliega sus energías vitales, mientras que las hojas, el tallo y las raíces pasan a segundo término. Todo esto, transmitido al hombre, significa que podemos suponer el efecto principal en la parte inferior del hombre, a la que pertenecen sobre todo los órganos urinarios y genitales. Otras reflexiones llevan a excluir con bastante certeza los intestinos (aquí se prestan más las drogas con sabor, p. ej. las amargas).

El ovario de esta planta, su parte más importante y llamativa, se inclina hacia dentro. Con ello se explica claramente la analogía con la posición de la próstata. La maduración en otoño recuerda el otoño del hombre, su ubicuidad, la divulgación de la ›enfermedad‹.

Algo parecido ocurre con el melón, la calabaza: ovario hipógino, aumento gigantesco después de la floración y la acción necesaria sobre los órganos urinarios. Lo mismo pasa con la pera (Pyrus). Y para los peritos: la Hypoxis rooperi, la planta original del Sitosterin de Sudáfrica, también tiene un ovario hipógino.

Es interesante que algunas plantas urogenitales, como el álamo, el algodonero (Gossypium) produzcan también esa abundancia en algodón. Todavía no se ha encontrado la explicación.

El mayor efecto se consigue, como dice también María Treben, con la infusión. Esa forma de preparación aromática y agualosa indica a los principios curativos el camino hacia la parte inferior del hombre, hacia el aparato urinario.

¡Y lo más importante es que el **Epilobio ayuda!**

Muchas gracias a la descubridora de esta planta olvidada de la Farmacia de Dios.«

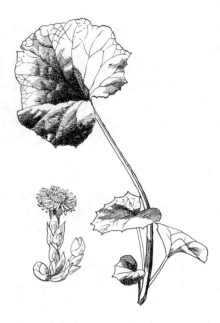

Fárfara
Tussilago farfara

Cuando en los prados y ribazos de las regiones frías todavía escasea la vegetación a finales de invierno y apenas empieza a brotar el sauce, ya se asoman las florecitas amarillas de la Fárfara para saludar la primavera.

En terrenos húmedos, escarpaduras peladas, graveras, baldíos y escombreras aparecen las flores de la Fárfara a grandes cantidades, como tapices amarillos, y mucho antes que las hojas, abejas y otros insectos encuentran allí su primer alimento del año. La Fárfara se cría solamente en tierra arcillosa, por lo que su presencia ya basta como indicador de terrenos arcillosos. Sus flores son las primeras que podemos recolectar para nuestras provisiones del invierno. Por sus facultades expectorantes y antiinflamatorias esta planta medicinal es muy eficaz para combatir la **bronquitis,** la **laringitis,** el **catarro de garganta,** el **asma bronquial** y la **pleuritis,** e incluso tiene buenos efectos en el caso de **tuberculosis pulmonar.** Contra la **tos** persistente y la **ronquera** se debe tomar varias veces al día una tacita de tisana de Fárfara con miel bien caliente.

Más tarde, en mayo, salen las hojas, verdes por encima y blancas algodonosas en el reverso, y las usamos, ya que contienen mucha vitamina C, para enriquecer sopas y ensaladas primaverales. Como las hojas contienen más agentes activos que las flores se recolectan también para obtener una tisana compuesta de hojas y flores.

Desde los médicos naturalistas de la antigüedad hasta el Padre Kneipp, todos han elogiado con unanimidad las virtudes de la Fárfara. Las hojas frescas lavadas y desmenuzadas, aplicadas en forma de cataplasma al pecho, ayudan a curar las graves **afecciones del pulmón,** la **erisipela,** las **contusiones** que producen **moraduras** e incluso la **sinovitis.** Los efectos de estas cataplasmas son asombrosos.

Compresas empapadas en una infusión de Fárfara bien cargada se emplean en casos de úlcera escrofulosa. Los afectados de **bronquitis crónica** acompañada de tos convulsiva deben inhalar varias veces al día los vapores de Fárfara, tanto de flores como de hojas; al poco tiempo notarán un gran alivio. Contra **pies hinchados** es muy conveniente tomar unos baños de pie con tisana de hojas de Fárfara.

Con las hojas de Fárfara se puede preparar un jarabe que es un remedio excelente para toda clase de **enfermedades pulmonares** y **catarro bronquial.** En un recipiente de loza o de cristal se van poniendo, capa por capa, hojas de Fárfara y de azúcar moreno hasta que esté lleno. Después de dejarlo asentarse se vuelve a llenar y se tapa con dos o tres hojas de papel pergamino o celofán que se ata bien. En un lugar protegido del huerto se hace un hoyo en la tierra, se mete el recipiente y se pone una tabla de madera encima. Finalmente se cubre todo de tierra. La temperatura constante favorece la fermentación. Al cabo de 8 semanas se saca el recipiente y se da un hervor al jarabe de Fárfara que se ha formado. Se deja enfriar y se echa en botellitas de cuello ancho para guardarlo. Este jarabe es nuestra mejor defensa durante el período invernal contra la gripe. Se toma a cucharaditas.

En primavera se da a los enfermos de **asma, bronquitis y catarro de fumadores** dos o tres cucharaditas de jugo fresco obtenido de las hojas de Fárfara. Se toman en caldo de sopa o en leche caliente.

La **flebitis** se puede curar con una especie de ungüento que se prepara de hojas de Fárfara machacadas y mezcladas con nata fresca batida. Esta masa se aplica a las partes inflamadas y se cubre con un paño. Contra los **dolores de oído** ayudan unas gotas de jugo recién exprimido de hojas de Fárfara introducidas en el oído.

Tisana contra la tos

Si desea obtener un remedio expectorante y contra la tos mezcle en partes iguales flores y hojas de Fárfara, flores de Gordolobo, Pulmonaria y hojas de Llantén. Tome dos cucharaditas de esta mezcla y escáldelas con ¼ l. de agua. De esta tisana se toman tres tazas al día, bien caliente y endulzada con miel.

Modos de preparación – Fárfara

Tisana: 1 cucharadita colmada de flores (más tarde hojas y flores mezcladas en partes iguales) se escalda con ¼ l. de agua hirviendo y se deja reposar brevemente.

Cataplasmas frescas: Hojas frescas se machacan y se aplican a las partes enfermas.

Inhalaciones: Escaldar una cucharada colmada de flores y hojas y aspirar el vapor debajo de una sábana o manta. Repetir las inhalaciones varias veces.

Pediluvios: Dos puñados de hojas de Fárfara se escaldan con la cantidad necesaria de agua hirviendo y se deja todo reposar un poco. Duración del baño: 20 minutos.

Jugo fresco: Hojas de Fárfara recién cogidas y lavadas se exprimen en la licuadora.

Jarabe y tisana expectorantes: Véase lo expuesto más arriba.

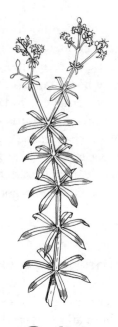

Galio
Galium verum

Hay varias clases de Galio: El **Amor de Hortelano** *(Galium aparine)*, que invade los campos, prados y setos, por lo cual muchos agricultores tratan de eliminarlo con herbicidas; esta variedad alcanza una altura de 60 a 160 cm., las hojas forman rodajuelas y las florecitas verde-blancas se agrupan en ramilletes pedunculados. El tallo está armado con pelitos ganchudos con los que la planta se agarra a las matas vecinas o »a los pantalones del hortelano«, de donde viene su nombre.

El **Galio** *(Galium verum)* con sus nombres populares Cuajaleche, Hierba cuajadera o Presera se cría con más abundancia en las regiones montañosas. Es de 30 a 60 cm. de altura y se mantiene erguida. Las flores tienen un hermoso color amarillo y despiden un olor a miel muy fuerte. Se recolecta en junio en plena floración.

El **Galio blanco** *(Galium mollugo)* tiene florecitas finísimas blancas o amarillentas, parecidas a las de la Gipsofila, de un delicado olor a miel. Crece en abundancia en los ribazos y en los bordes de los caminos y durante la floración suele tumbarse. Todas las mencionadas variedades del Galio tienen más o menos, según dónde se crían, las mismas virtudes curativas y el mismo uso.

Desgraciadamente esta planta tan frecuente ha ido cayendo con el tiempo en el olvido. Sin embargo, justamente hoy, deberíamos prestarle más atención, en una época en que el cáncer se extiende cada día más. Insisto aquí también, en que las hierbas recién cogidas son mucho más eficaces y que por eso en las enfermedades graves es imprescindible usar la planta fresca. En invierno también se encuentran brotes frescos del Galio blanco, p. ej. debajo de la hierba seca y donde no hay nieve.

La infusión de Galio depura los **riñones**, el **hígado**, el **páncreas** y el **bazo** de las sustancias tóxicas. Los que padecen de **trastornos de las glándulas linfáticas** deberían tomar cada día esta infusión, que actúa asimismo contra la **clorosis**, la **hidropesía** y las **punzadas del costado**. En uso externo, la infusión de Galio ayuda rápidamente a curar toda clase de **afecciones de la piel, heridas, forúnculos** y **espinillas**. Además se utiliza en forma de enjuagues calientes contra el **cutis ajado**. El jugo fresco de Galio da también muy buenos resultados untando con él diariamente las partes afectadas de la piel y dejándolo secar.

La Medicina Popular recomienda el Galio también contra la **erisipela**, la **histeria**, el **baile de San Vito**, las **enfermedades** de los **nervios**, la **retención de orina**, las **arenillas** y los **cálculos**. Para combatir el **bocio** hay que hacer varias veces al día gárgaras repetidas con la infusión. Una mujer me contó que no sólo desapareció el bocio, sino que también se le curó la **afección del tiroides** que tenía.

Cada año me encuentro en un balneario con un matrimonio vienés. Cuando nos vimos en 1979 constaté que la mujer tenía un bocio, y que ya se le notaba bastante. No se atrevía a operarse. Yo le recomendé el Galio. Dije que con la infusión caliente hiciera asiduamente gárgaras bien profundas. En febrero de 1980 nos volvimos a ver en el mismo balneario y – el bocio ya no estaba. La mujer me contó llena de alegría que su marido le había traído con frecuencia la planta recién cogida y desde el principio había observado como el bocio iba disminuyendo, hasta desaparecer por completo.

Últimamente se repiten los casos de **parálisis de las cuerdas vocales.** Parece que se trata de una enfermedad por virus. Contra ese mal ayuda rápidamente la infusión de Galio en forma de gargarismos y enjuagues. Según el padre Künzle, el Galio es también un remedio indicado contra las graves **afecciones o supuraciones renales,** incluso cuando los demás medicamentos hayan fracasado. Los mejores resultados se consiguen con una mezcla de Galio, Vara de oro y Ortiga muerta amarilla, en partes iguales. Künzle dice que el efecto se demuestra ya a los 15 días. La infusión nunca se debe hervir. Se toma primero media taza, 30 minutos antes del desayuno, y el resto a sorbos durante el día. En los casos graves hay que tomar 4 tazas diarias.

Antiguamente el Galio era muy apreciado por las mujeres como un remedio contra las **alteraciones de la matriz.** Para facilitarles el parto, les metían a las parturientas una mata de la planta en la cama. Esta creencia pasó a las leyendas marianas. Una de ellas cuenta que la Virgen María se preparó el »lecho santo« con Galio y en otra se dice que la Virgen le hizo al Niño Jesús una almohada blanda con esta hierba. Según una narración de Silesia, la Madre de Dios se valió para su lecho del Galio porque era la única planta que el burro no comía. Y esto es verdad porque se sabe que a las vacas esta hierba les gusta mucho, mientras que los cerdos y los burros la desdeñan.

El padre Künzle habla en sus escritos de un hombre de 45 años afecto de una grave **nefritis,** que empeoraba cada vez más. Finalmente se le tuvo que extirpar un riñón. El otro también supuraba y no funcionaba normal. Entonces empezó el enfermo con una cura de Galio: 4 tazas al día de la mezcla arriba indicada (Galio, Vara de oro, Ortiga muerta amarilla). Bebía la infusión a sorbos distribuidos durante el día y finalmente se curó del todo. La misma mezcla de infusión se emplea contra la **atrofia renal** y todas las demás **afecciones graves de los riñones.**

El conocido fitobiólogo austriaco Richard Willfort sostiene en su obra »Gesundheit durch Heilkräuter« (salud debida a las plantas medicinales) que el Galio es un remedio excelente para combatir el **cáncer de lengua,** bebiendo la infusión y haciendo enjuagues con la misma; asimismo ayuda el jugo fresco mezclado con mantequilla a curar toda clase de **úlceras y afecciones malignas de la piel.** Por otra parte, el doctor Heinrich Neuthaler escribe en su libro »Das Kräuterbuch« (el herbario): »El Galio blanco se sigue recomendando en algunas partes como remedio contra el cáncer, – una tontería que hay que rechazar con vehemencia.«

Para que ustedes, estimados lectores, puedan hacerse una idea sobre estas dos opiniones opuestas, voy a exponerles mis propias experiencias con el Galio. Hace diez años me enteré de que un dentista de Linz tenía **cáncer de lengua.** Después de la operación adelgazó considerablemente y lo querían mandar a Viena para que se sometiera a una radioterapia. Yo le aconsejé que hiciera gárgaras con infusión de Galio. Al cabo de una semana supe que la terapia de rayos ya no era necesaria y que el enfermo se recuperaba día a día. En poco tiempo, se curó.

Más tarde me contaron el caso de una mujer de 28 años que también tenía un **carcinoma de lengua.** Le recomendaron que consultara a un médico de Carintia. Este le prometió curarla dentro de 5 años y le dio unas hierbas, que la mujer me enseñó un día. Vi que era Galio y para que ella se ahorrara los gastos de viaje etc. le enseñé la planta para que pudiera recolectarla personalmente en el campo. Esta mujer también se curó de esa mala enfermedad.

Otro ejemplo: Era a fines de marzo, cuando una joven vienesa me contó que su madre, de 63 años de edad, estaba gravemente enferma y que iban a operarla por segunda vez el 19 de abril.

Medio año antes, a la enferma le había crecido en poco tiempo un **tumor canceroso** en la laringe. El médico le ocultó la verdad diciendo que se trataba de un bocio y entonces se realizó la primera operación. Durante los siguientes seis meses fue todo bien. Pero posteriormente le dieron unos dolores insoportables en el brazo izquierdo, que la atormentaban día y noche. La mano se hinchó y todo el brazo se puso tan insensible que no podía sostener con la mano ni siquiera una hoja de papel. Para aliviarle los dolores, el mismo médico (jefe de hospital) que había hecho la primera operación propuso otra intervención quirúrgica que se realizaría, como ya se ha dicho, el 19 de abril, con el fin de seccionar un nervio situado entre el cuello y la clavícula; así por lo menos se liberaría de los peores dolores. Según dijo, no había otra solución desde el punto de vista médico. A pesar de todo, yo le aconsejé a la mujer que bebiera infusión de Galio y que hiciera también gargarismos con ella. Además le recomendé una mezcla de tisana que detiene el cáncer: 300 g. de Maravilla, 100 g. de Milenrama, 100 g. de Ortiga (1,5 l. diario, cada 20 minutos un trago); convenía que hiciera también fricciones con pomada de Galio. Se podrán imaginar mi alegría cuando me enteré de que a los cuatro días habían desaparecido los dolores. Hasta el 19 de abril la mujer recuperó la sensibilidad en el brazo y la mano y podía moverlos sin dificultad. El médico se extrañó mucho cuando la hija de la paciente le rogó que desistiera de la segunda operación y se quedó muy impresionado del informe detallado que le dio sobre el tratamiento con hierbas medicinales, y dijo: »¡Que continúe su madre esa cura!« Después de algún tiempo supe que el estado de salud de la mujer era magnífico y que había vuelto a ocuparse de sus quehaceres de ama de casa de una familia numerosa.

Incluso **úlceras cancerosas** pueden curarse.

En la actualidad aumenta el número de **dermatitis de carácter maligno,** que se presenta en forma de manchas oscuras, ásperas y bien delimitadas. Seguramente se trata de una enfermedad infecciosa. En este caso ayuda un tratamiento con jugo fresco de Galio y pomada de Maravilla. Es importante que se tome simultáneamente una tisana purificante de la sangre, compuesta de Maravilla, Ortiga y Milenrama.

Una señora de Alta Austria padecía de un **bulto** que se le había formado en el paladar y que le causaba dolores en toda la boca. A los cuatro días de gargarismos con infusión de Galio desapareció el bulto y con ello todos los dolores.

Todo esto demuestra que la afirmación anterior, de que la administración de Galio en esta clase de enfermedades sea una tontería, no se mantiene en pie. Claro que las hierbas solas no curarían si no fuera con la ayuda del Todopoderoso. Al fin y al cabo, todo está en la mano de Dios.

Modos de preparación – Galio

Infusión: 1 cucharadita repleta de Galio por cada ¼ l. de agua; no hervir; reposar brevemente.
Jugo fresco: Galio recién cogido se lava y antes de que se seque se pasa por la licuadora.
Pomada: El jugo fresco de Galio se mezcla con mantequilla a temperatura ambiente hasta formar una crema. Se guarda en la nevera.

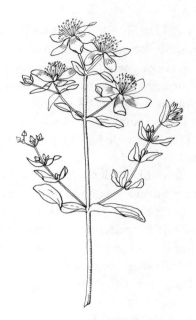

Hipérico, Hierba de San Juan
Hypericum perforatum

Esta hierba medicinal se cría en los setos y ribazos frescos, en los prados no demasiado húmedos, a orillas de los caminos y bosques y florece de mayo en adelante. Sus nombres vulgares, Hierba de las heridas y Hierba militar, ponderan su gran reputación como planta curativa.

La planta, de 25 a 60 cm. de altura, tiene un tallo principal endurecido y muy ramificado, con un ramillete terminal de flores de color amarillo dorado. Para identificarla con más seguridad se estruja una flor abierta hasta que se vea salir un jugo rojo. Se recolecta el tallo florido para la preparación de infusiones y baños; para el aceite de Hipérico se utilizan sólo las flores.

Antiguas creencias populares relacionaban el jugo balsámico rojo con la sangre y las heridas de Nuestro Señor Jesucristo. Y en efecto, el aceite de Hipérico es el mejor aceite vulnerario: calma los dolores, reduce la inflamación y cura. Una leyenda sobre la Hierba de San Juan (Hipérico) cuenta que estando el discípulo preferido del Señor hondamente afligido al pie de la Cruz, recogió piadosamente las hierbecillas bañadas en la sangre divina para ofrecerla a los fieles como recuerdo de la muerte del Salvador. Y misteriosamente, el jugo rojo de la Hierba de San Juan evoca en nosotros la impresión de que una gota de sangre de nuestro salvador se esconde en el colorante de las flores.

El día de San Juan, símbolo de los poderes sagrados de la luz y del calor, la Hierba de San Juan está en plena floración. Antes las mozas solían hacer coronas con ella y se las ponían los que bailaban alrededor de las hogueras. En esa noche llena de misterios también se echaban ramitas de la planta en el agua, y las doncellas, según se abrían o no las flores marchitas, sabían si iban a tener novio el próximó año. En Alta Austria los campesinos tenían la costumbre de ofrecerles a sus animales, para preservarlos de las enfermedades, unas ramas de Hipérico entre dos tajadas de pan. Es una lástima que esta tradición sólo se haya conservado en algunas familias religiosas.

Todo lo antedicho demuestra en cuánta estima se tenía el Hipérico desde tiempos remotos.

La infusión de Hipérico se utiliza en las **lesiones de los nervios** y toda clase de **trastornos nerviosos,** en las **contusiones** y en las **lesiones por esfuerzo.**

Con el Hipérico se combate también la **neuralgia del trigémino,** tomando 2 ó 3 tazas de infusión al día y untando durante un tiempo prolongado las partes del cuerpo afectadas con aceite de Hipérico. – Bajo »Arnica de los nervios« se conoce una tintura hecha de Hipérico que puede hacerse uno mismo y que es muy eficaz contra las **enfermedades de los nervios,** las **neuritis,** las **neurosis,** el **insomnio** y la **debilidad nerviosa.**

Los **trastornos del lenguaje** y del **sueño**, los **accesos de histerismo** y el **sonambulismo** se curan con el Hipérico; asimismo la **enuresis** (orinarse en la cama) y las **depresiones**. Según mis experiencias, en todas estas enfermedades se consiguen muy buenos resultados si a parte de la infusión en uso interno, se toman baños de asiento: uno por semana y los demás días pediluvios. Este tratamiento se recomienda en todos los trastornos debidos a los nervios.

Las jóvenes en la pubertad deberían tomar durante una temporada cada día 2 tazas de infusión de Hipérico; esta cura favorece el desarollo de los órganos de la mujer y ayuda a equilibrar las **irregularidades de la menstruación**.

Un remedio vegetal de gran renombre es el aceite de Hipérico. No debe faltar en ningún hogar. Puede hacerse facilmente por uno mismo (véase »Modos de preparación«). Conserva sus virtudes curativas durante dos años y se aplica con mucho éxito en las **llagas abiertas**, las **heridas recientes**, los **hematomas**, las **inflamaciones de las glándulas** y, como cosmético, en el **cutis ajado**; en forma de fricciones es muy eficaz contra los **dolores de espalda**, el **lumbago**, la **ciática** y el **reumatismo**. Para tener siempre a mano un excelente remedio casero contra las **quemaduras** y **escoceduras**, se maceran las flores en aceite de lino. Este aceite también se emplea en el tratamiento de las **quemaduras del sol**.

Los nenes pequeños con **dolores de tripa** se calman pronto si se les frota la barriguita con aceite de Hipérico. – Conozco a una campesina que cura toda clase de heridas, incluso las de sus animales domésticos, con aceite de Hipérico. Su marido se cogió un día la mano en una máquina y se hirió gravemente. Compresas con aceite de Hipérico calmaron muy pronto los dolores y cicatrizaron las heridas sin problemas. – Otro campesino curó con este aceite una grave herida externa en el pie de su caballo.

Un médico diagnosticó una **inflamación de las glándulas linfáticas** en la barriga de una niña de 8 años. Cada vez que la niña se exponía al frío le daban dolores de barriga, que últimamente se presentaban cada día, sobre todo por la mañana. La madre leyó en este folleto que el aceite de Hipérico ayudaba contra las inflamaciones de las glándulas. Cada vez que la niña se quejaba de dolores, la mujer le frotaba la barriga con el aceite. Al poco tiempo desapareció el mal.

Modos de preparación – Hipérico

Infusión: Se escalda una cucharadita repleta de hierba con ¼ l. de agua hirviendo y se deja reposar brevemente.

Aceite de Hipérico: Se recolectan las flores mientras el sol esté en lo alto, se llena con ellas una botellita hasta el gollete. Después se cubren las flores con un aceite fino de oliva. Bien cerrado se deja en maceración durante unas semanas, al sol o cerca de la lumbre. Finalmente se filtra a través de un lienzo, se exprime bien los residuos y se guarda en botellas de cristal oscuro. Para el tratamiento de quemaduras se prepara la maceración con aceite de lino.

Tintura: Sobre 2 puñados de flores, cogidas en un día de sol, se echa 1 litro de aguardiente y con la botella bien cerrada se deja reposar 3 semanas al sol o cerca de otra fuente de calor.

Baños de asiento: Un cubo lleno de Hipérico (tallos, hojas y flores) se deja durante la noche a remojo en agua fría. Antes del baño se calienta hasta que rompa a hervir y después de colarlo se mezcla con el agua del baño. Duración del baño: 20 minutos (véase en Generalidades »Baños de asiento«).

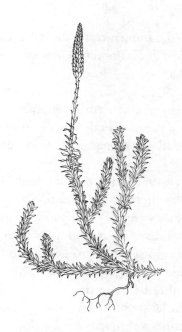

Licopodio
Lycopodium clavatum

Esta planta siempreviva forma como un musgo, con tallos rastreros de uno hasta dos metros de longitud que se arraigan en el suelo con raicitas finísimas. De los tallos brotan ramitas, suaves al contacto, de 7 a 10 centímetros de largo, ramificadas y muy frondosas. En verano nacen de esta planta cuadrienal unas panículas amarillentas que traen esporas, llamadas también Polvos de Licopodio. Estos polvos se emplean homeopáticamente para curar excoriaciones.

El Licopodio es una planta medicinal que contiene radio y que por sus tallos extendidos, a modo de maromas, y las esporas amarillentas de sus panículas se puede distinguir fácilmente de las otras clases de musgos. Sólo se cría en las vertientes nórdicas de los bosques y sus orillas, a partir de una altura de 600 m. Después de producirse desmontes completos, la planta se vuelve amarilla, hasta que desaparece del todo, ya que no puede vivir bajo insolación directa.

En Austria y Alemania el Licopodio está bajo la protección rigurosa del Estado. Por eso recomiendo que adquieran la hierba en farmacias y herbolarios. Los mayoristas compran el Licopodio en los países nórdicos, lo que garantiza una buena calidad. Para enfermos de **gota** y de **reuma,** aun cuando ya se hayan **deformado las articulaciones,** contra el **estreñimiento crónico y almorranas,** el Licopodio en infusión es un remedio muy aconsejable. Las personas que padecen de diarreas deben tener mucho cuidado al tomar esta infusión; pues podría producirles calambres intestinales. El Licopodio nunca se debe hervir, sino que solamente se escalda con agua hirviendo. La infusión también se emplea contra todas las **enfermedades de los órganos genitales y urinarios,** los **dolores e induraciones de los testículos** y contra la formación de **arenillas renales** y **cólicos nefríticos.** El Licopodio es indispensable para curar la **hepatitis y la excrecencia del tejido conjuntivo del hígado** (hígado grande) aun cuando ya se denota su malignidad. Ayuda al convaleciente a recuperar rápidamente sus fuerzas.

El marido de una señora mayor, conocida mía, padecía ya desde hacía muchos años de **disnea** nocturna grave, tratada como asma de corazón. Se sentía cada vez peor, hasta que un día fue otra vez al médico. »Si no deja enseguida de trabajar, dentro de ocho días se morirá.« El médico lo mandó al hospital. De su mujer supe que tenía **cirrosis hepática** en su última fase. La cirrosis va acompañada de disnea nocturna. Poco tiempo después mandaron al hombre a casa, ya que no tenía ninguna esperanza de sobrevivir. Yo le aconsejé a la señora que le diera a su marido Licopodio, lo que le ayudó enseguida. ¿No le parece a Vd. también como un milagro el hecho de que después de tomar el hombre la primera taza de infusión de Licopodio, le desapareciera la respiración penosa nocturna bajo la cual había sufrido tantos años?

Si entre sus amistades conoce a alguien con cirrosis, aunque ya no tenga remedio, déle ánimo y recomiéndele Licopodio, esta planta radioactiva de tanta importancia para la medicina natural. Incluso personas que sufren enfermedades malignas del hígado pueden reconquistar la vida mediante el Licopodio.

Estando un día herborizando en un bosque de Alta Austria con un pequeño grupo, le llamé la atención a mi acompañante, el fitobiólogo Dr. Bruno Weinmeister, sobre las virtudes curativas del Licopodio en los casos de cirrosis y cáncer del hígado. Entonces él me contó el siguiente episodio: Siendo todavía un joven estudiante hizo con unos amigos una excursión a las montañas. En el sendero que conducía al refugio se encontró entre unos pinos carrascos un tallo de Licopodio que se puso de broma enrollado sobre su sombrero. Más adelante, al llegar al refugio, uno de sus compañeros tuvo un **calambre de pie** muy doloroso, que llegó a torcerle la pierna desde la rodilla. Todos intentaron ayudarle, pero fue en vano. El dueño del refugio trajo aguardiente para frotarle pero no ayudó. Entonces el joven Weinmeister, en un momento de intuición, se quitó el tallo de Licopodio del sombrero y envolvió con él el pie acalambrado desde abajo hacia arriba. Inmediatamente se puso el pie en su posición normal. El joven pensó que había sido una casualidad, probablemente la convulsión hubiera desaparecido también sin el Licopodio. A la vuelta cogió para el ama de su casa, que padecía frecuentemente de **calambres de la pantorrilla** (sural), un puñado de Licopodio. La mujer fue inmediatamente librada de sus calambres. Varios años después habló el Dr. Weinmeister con un especialista sobre este acontecimiento. El médico le señaló que el Licopodio era una planta radioactiva. Desde entonces han sido curadas muchas personas de sus calambres de pie y pantorrilla aplicando almohadillas de Licopodio a las partes enfermas.

Una conocida mía ingresó en el hospital porque no podía orinar. El brazo lo tenía todo hinchado. Cuando salió del hospital, todo comenzó de nuevo. Por suerte tenía yo justamente Licopodio en casa, ya que mi suegra, de 86 años, padecía en aquella época de calambres de pantorrilla. Mi sospecha que en el caso de mi conocida se trataba de un **calambre de vejiga** (convulsión de la vejiga) se confimó cuando al ponerle a la mujer un saquito de Licopodio desecado sobre la parte de la vejiga, pudo orinar dos minutos después normalmente. Ella llevó aún unos días este saquito de Licopodio sujeto en la zona de la vejiga; la hidropesía (el edema) del brazo también fue desapareciendo poco a poco.

Yo misma sufría muchos años de **hipertensión** (tensión alta de la sangre). Esta suele venir de una hiperfunción del riñón. Así que me puse durante la noche en la zona renal un saquito lleno de Licopodio; al día siguiente mi **tensión** había bajado de 200 a 165. Desde entonces me pongo de vez en cuando un saquito con Licopodio fresco en la zona de los riñones.

Contra los **calambres de pantorrilla** se envuelve el Licopodio en una tela y se ata en torno de la pantorrilla. Pero también se pueden hacer baños de pie y contra **convulsiones de la vejiga** baños de asiento de Licopodio (véase en Generalidades »Baños de asiento«).

Como consecuencia de heridas de guerra y accidentes resultan muchas veces **cicatrices** que provocan **convulsiones.**

Un inválido de guerra tenía en la espalda una cicatriz tan profunda que se podía meter la mano en ella. Esta herida le causaba continuamente calambres dolorosos que le provocaban sudaderas profusas. Los dolores se le extendían hasta el cuero cabelludo. Después de un martirio que había durado 30 años, pude librar a este hombre de su tormenta mediante almohadillas y baños de Licopodio.

Las esporas del Licopodio, los llamados »polvos de Licopodio« o »azufre vegetal«, que venden en algunas farmacias, ayudan a enfermos graves a cicatrizar rápidamente **úlceras de decúbito**. Se espolvorea suavemente el polvo de Licopodio sobre las **llagas abiertas**. Frecuentemente ya se hace sentir un gran alivio después de la primera aplicación. (Sobre otros éxitos terapéuticos con Licopodio léase en el folleto »Maria Trebens Heilerfolge« – Exitos terapéuticos de Maria Treben, publicado en la editorial Ennsthaler, A-4400 Steyr, Austria).

Quien, como yo, está tan familiarizado con las hierbas medicinales y ha obtenido con ellas tantos éxitos que hacen pensar en milagros, no olvida que es el creador del Universo quien extiende esta riqueza ante nuestros pies. Sin embargo muchos tropiezan con ellas y no advierten la omnipotencia del cielo.

Modos de preparación – Licopodio

Infusión: Se echa ¼ l. de agua hirviendo sobre una cucharadita rasa de Licopodio y se deja reposar brevemente. Se bebe sólo una taza al día a pequeños sorbos, por la mañana, media hora antes del desayuno. Quien padezca de cirrosis hepática o de una enfermedad tumorosa del hígado debe beber 2 tazas.

Almohadilla de Licopodio: Con Licopodio desecado (100 g.–300 g.) según dimensión de la parte acalambrada se llena una almohadilla que se aplica durante la noche sobre la zona doliente. Esta almohadilla conserva todo un año su efecto.

Baños de asiento: Véase en »Generalidades«.

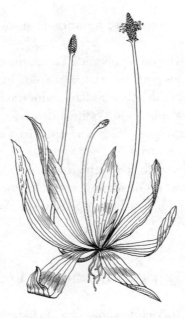

Llantén menor

Plantago lanceolata

Entre la abundancia de nuestras hierbas medicinales voy a tratar ahora de una que, según parece, en tiempos antiguos era tan común como hoy y gozaba también de gran fama. Su nombre alemán es »Wegerich« cuyo sentido etimológico es »rey de los caminos«. En un códice, probablemente del siglo XI, se halla un ensalmo anglosajón que invoca a nueve plantas, entre ellas al Llantén:

»Y tú, Llantén, madre de las plantas, de cara al Este poderosa adentro:
sobre ti, carros chirriando, sobre ti, mujeres cabalgando,
sobre ti, novias cabalgando, sobre ti, becerros bufando.
A todos resististe a todos te opusiste.
¡Resiste pues al veneno y al contagio y al mal
que camina sobre el país!«

El mal camina sobre el país, hoy como antaño, y necesitamos de las plantas curativas como el Llantén, glorificado en todos los herbarios. El **Llantén mayor** *(Plantago major)* tiene las mismas cualidades y el mismo uso que el Llantén menor. Las dos variedades crecen en las orillas de todos los caminos y campos, en los ribazos y en lugares incultos y húmedos y se crían prácticamente en todas las partes del mundo.

El Llantén se utiliza en primer lugar contra todas las **afecciones de las vías respiratorias**, sobre todo en los casos de **catarro, tos, tos ferina, asma pulmonar** e incluso **tuberculosis pulmonar**. El padre suizo Künzle, médico naturista y conocedor de las grandes virtudes curativas de nuestras plantas, escribe: »En todas las variedades del Llantén se utiliza la planta entera con raíz, hojas, flor y semilla. Limpia mejor que otra hierba la sangre, el pulmón y el estómago, y por eso es buena para todas las personas que tienen la **sangre sucia**, los **pulmones y los riñones endebles**, la **cara pálida, erupciones, roña** o **líquenes**, o los que tienen tosecillas o se **enronquecen** o siempre están delgados como las cabras aunque se les meta en una cuba de mantequilla. Pone a flote a los **niños débiles** que a pesar de recibir buenos alimentos se quedan atrasados.«

Yo misma he podido ayudar a muchos en casos de **asma pulmonar y bronquial** con una infusión de Llantén y Tomillo, en partes iguales (véase »Modos de preparación«). Esta tisana la recomiendo también para **combatir afecciones del hígado** y de la **vejiga**.

En bronquitis, asma bronquial y pulmonal la infusión es muy eficaz si se prepara de la siguiente manera: Se pone al fuego una taza de agua fría con una rodaja de limón (si está tratado químicamente, se quita la piel) y una cucharadita repleta de azúcar moreno y se le da un hervor; después se retira del fuego, se echa una cucharadita repleta de la mezcla de hierbas y se deja reposar medio minuto. En los casos graves se prepara la infusión 4 ó 5 veces al día y se toma recién hecha y lo más caliente que se pueda beber.

Según se puede leer en antiguos herbarios, la semilla del Llantén ayuda contra la **formación de cálculos** si se toman de ella 8 g. al día. Aparte se bebe tisana de Llantén. El jarabe de Llantén (véase »Modos de preparación«) depura la sangre de todos los residuos y materias morbosas. Se debería emplear en forma de una cura, tomando antes de cada comida una cucharada y los niños una cucharadita.

En el ámbito labriego se sabe que el Llantén es un remedio **vulnerario** muy apreciado desde tiempos remotos. Una vez estuve presente cuando un campesino que estaba trabajando en el campo se lastimó gravemente con una herramienta. Me sorprendí cuando vi que el hombre arrancó unas hojas de Llantén, las desmenuzó aplastándolas y se las puso en la herida. Esta no se infectó aunque la hierba estaba sin lavar. Las hojas recién cogidas y machacadas, aplicadas en forma de cataplasmas, ayudan a curar las **grietas**, las **cortaduras**, las **picaduras de avispa** e incluso las **mordeduras de perros** y bichos venenosos como las **serpientes**. En este último caso se utiliza provisionalmente, cuando no se tiene médico a mano. En un antiguo herbario pone: »Si al sapo le pica la araña, va corriendo al Llantén, el cual le ayudará.«

Las hojas frescas, restregadas con las manos y mezcladas con un poco de sal, curan el **bocio** aplicándolas en el cuello. Para sanar las **ampollas** que se producen al caminar mucho, se mete unas hojas de Llantén en los zapatos. Los **tumores,** por malignos que sean, desaparecen si se tratan con hojas de Llantén machacadas. Asimismo ayudan, aplicándolas en las partes enfermas, contra las **afecciones malignas de las glándulas.** En estos casos conviene emplear también aceite de Mayorana *(Origanum majorana)*. En una botellita se mete Mayorana fresca (en casos urgentes se puede utilizar seca), se cubre de aceite de oliva y se deja 10 días en un lugar cálido. Con el aceite de Mayorana, conseguido de esta forma, se untan las glándulas enfermas, se les aplica una cataplasma de hojas machacadas de Llantén y se cubre todo con un paño. Pronto se notará mejoría.

En ocasión de una conferencia que di en la casa parroquial de la catedral de Linz, señalé que las hojas machacadas del Llantén curaban toda clase de heridas, aunque tuvieran 10 años. Cuando a los 5 meses hablé en el colegio de enfermeras de la misma ciudad, una mujer pidió la palabra: »Yo dudaba de que las hojas del Llantén curaran las heridas aunque fueran antiguas, según dijo usted la última vez. Mi vecina tenía desde hacía 17 años una **llaga abierta en el pie,** por lo que no salía de su casa. Yo le traje, al día siguiente de su conferencia, las hojas y las apliqué a la pierna enferma, según sus indicaciones. Tengo que retirar mi duda: La herida se cicatrizó en poco tiempo, lo cual nos dejó atónitos, y no ha vuelto a abrirse en los últimos 5 meses.«

Otro ejemplo: Un inválido de guerra con una pierna artificial tenía a causa del calor continuo del verano **heridas abiertas en el muñón.** A pesar de diversos tratamientos con ungüentos, rayos X e inyecciones no se curaban las llagas. Pero al tratarlas con Llantén se cicatrizaron de un día a otro y el hombre pudo volver a su trabajo habitual.

Yo misma conseguí una vez una curación rápida con el jugo fresco de hojas de Llantén. Hace años, mi nieto de un año que llevaba yo en el brazo, me dio jugando un mordizco muy fuerte en la mejilla sobre la comisura de la boca. Durante unos días esa **mordedura** me hacía mucho daño y por eso me la unté varias veces con jugo fresco de Llantén, pero estaba inquieta por miedo a que se formara una induración maligna. A fines de abril fui con mi marido a Freistadt a un congreso. De repente me di cuenta de que de un día a otro se había formado en el lugar de la mordedura un **nudo endurecido** del tamaño de un guisante. Salí enseguida a coger en el prado un puñado de Llantén y durante el día iba estrujando hojas y untándome el bultito varias veces con el jugo. Por la noche ya no se notaba casi nada el endurecimiento y al dia siguiente observamos con gran satisfacción que había desaparecido del todo. Como vemos, el padre Kneipp no exagera cuando dice en sus escritos que »contra cada mal hay una hierbecilla«. Cuanto más profundizo en el conocimiento de las hierbas medicinales, más numerosos son los milagros que experimento. Mucha gente muere cada año atormentada de dolores, debido a tumores cancerosos, habiendo plantas curativas adecuadas. Cuánta salud y cuánto ánimo podríamos recobrar si les hiciéramos más caso a las plantas medicinales. A los ojos de los ignorantes, desde luego, no son nada más que hierbas malas. ¡Dedíquese usted más a las hierbas medicinales y verá como poco a poco desaparecerán todos sus males!

Con estas palabras también quiero devolverles valor y confianza a las personas ancianas que padecen desde años de **pies llagados.** El Llantén también cura sus heridas. La edad no tiene que ver nada en este caso. Si los pies están además hinchados, hay que hacer pediluvios con una maceración de Malva o de Cola de caballo. Las orillas de las llagas se untan después del baño con una pomada de Maravilla (véase en Maravilla »Modos de preparación«). Incluso en los casos de **trombosis** recomiendo calurosamente el tratamiento con Llantén.

Estos ejemplos demuestran claramente que uno puede confiar en la Farmacia del Señor, incluso cuando los médicos ya no den esperanzas.

Modos de preparación – Llantén menor

Infusión: Escaldar una cucharadita repleta de hojas con ¼ l. de agua hirviendo y reposar brevemente.

Mezcla de tisana: Hojas de Llantén y Tomillo se mezclan en partes iguales y se prepara una infusión (véase en el texto).

Cataplasmas de hojas frescas: Las hojas lavadas se machacan en un mortero hasta que se forme a modo de una papilla, que se aplica a las partes dañadas del cuerpo.

Jarabe Nº1: 4 puñados de hojas de Llantén se pasan por una máquina de picar. A la masa resultante se le añaden 300 g. de azúcar moreno y 250 g. de miel de abeja y se pone al fuego con un poco de agua para que no se coja. Removiéndolo se hierve lentamente hasta que se forme un líquido espeso, que se echa, caliente, en botes de cristal y se guarda en la nevera.

Jarabe Nº2: Un bote grande de cristal se va llenando con capas de hojas de Llantén lavadas y azúcar moreno. Se aprieta todo bien y se deja posar. Al día siguiente se continúa llenando el bote del mismo modo hasta que ya no quepa nada más. En un rincón del huerto se hace un hoyo en el que se mete el bote previamente bien tapado con tres o cuatro hojas de papel apergaminado. Encima del bote se coloca una tabla y sobre ella una piedra. Ahora se cubre todo de tierra. La tabla y la piedra tienen que estar a la vista. La temperatura constante de la tierra provoca una fermentación que convierte el azúcar y las hojas en un jarabe. A los tres meses se saca el bote, se exprime el jugo en la licuadora, se le da un hervor y se guarda en botes pequeños que se puedan cerrar bien.

Quien no tenga la posibilidad de preparar esta forma de fermentación, puede dejar el bote al sol o cerca de otra fuente de calor hasta que se sedimente el jarabe. A éste también se le da un hervor.

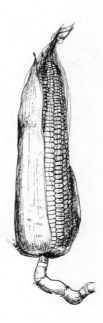

Maíz
Zea Mays

Recientemente el cultivo de Maíz ha aumentado considerablemente. Durante su floración asoman de las brácteas de la perfolla los estilos que forman la barba o cabellera del Maíz. Esta es la parte medicinal de la planta. La floración es en verano y otoño y entonces se corta la barba o cabellera antes de la polinización y se seca rápidamente a la sombra.

Si le hace falta un **diurético** probado, beba infusión de barba de Maíz que además es un remedio eficaz e inofensivo para **adelgazar** (muy actual en nuestra sociedad de consumo contra la obesidad). Si la barba de Maíz se guarda un cierto tiempo sin estar bien desecada, pierde sus virtudes diuréticas y se convierte en un laxante.

La infusión de la cabellera de Maíz no es solamente un remedio muy indicado para combatir los **cálculos** en las vías urinarias, el **hidrocardias** y los **edemas,** sino que también da muy buenos resultados en la **nefritis**, la **cistitis**, la **gota** y el **reumatismo.** Al igual se recomienda contra la **enuresis** (orinarse en la cama) en los niños y los ancianos, así como contra los **cólicos renales.** En todas estas enfermedades se toma cada 2 ó 3 horas una cucharada sopera de infusión.

Modo de preparación – Maíz

Infusión: Una cucharadita repleta de barba de Maíz se escalda con ¼ l. de agua caliente y se deja reposar brevemente; no se endulza.

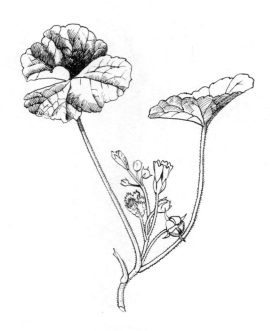

Malva
Malva neglecta

La Malva de hojas pequeñas se cría junto a las vallas y a los caminos, en las ruinas y los escoriales, pero siempre en los lugares frecuentados por el hombre. Si por casualidad aparece una vez lejos de las viviendas humanas, se puede estar seguro de que en otros tiempos hubo allí un cortijo o una casa. La Malva de hojas grandes *(Malva grandifolia)* y otras variedades suelen crecer en los jardines y huertos. Todas contienen en las hojas, flores y tallos mucílago y tanino. La Malva de hojas pequeñas es una planta más o menos rastrera y en la base ligeramente leñosa. Las hojas, sostenidas por un rabillo muy largo, son redondeadas y dentadas; las florecillas son de color entre rosa pálido y violeta. Su fruto tiene la forma de quesitos, por lo que se llama en el País Vasco gas-nabedarr, »hierba quesera«. Habrá pocos niños criados en el campo que no hayan arrancado esos »quesitos« para comérselos o para jugar con ellos. En verano cuando la planta está del todo hecha, se recolectan flores, hojas y tallos. Hay que procurar utilizar la planta lo más fresca posible, ya que con el secado se pierde parte del mucílago. No obstante, la planta desecada conserva todavía bastantes sustancias curativas.

En primer lugar se utiliza la Malva en forma de maceración contra las **inflamaciones de la mucosa** del **estómago (gastritis)**, de la **vejiga,** del **intestino** y de la **boca,** así como contra las **úlceras de estómago** y del **intestino.** En este caso se puede preparar una sopa de hojas de Malva y cebada, pero hay que hervir primero la cebada, dejarla enfriar un poco y añadirle después las hojas.

La Malva es también muy apropiada para combatir los **catarros pulmonares** y **bronquiales,** la **tos** y la **ronquera,** pero también la **laringitis,** las **anginas** y la **boca seca.** Para que no se destruya el mucílago se macera la hierba en frío durante la noche. De esa tisana se toman 2 ó 3 tazas al día a sorbos, calentándola un poco. En casos graves de **enfisema pulmonar** acompañado de disnea, incluso cuando se tiene por incurable, ayuda la Malva. Se beben por lo menos tres tazas al día y durante la noche se dejan actuar sobre los bronquios y los pulmones cataplasmas hechas con los residuos de la maceración de hojas y flores, que se calientan bien.

Excelentes resultados dan los lavados de ojos y las compresas de tisana tibia de Malva en los raros casos en que **se seca el líquido lacrimal,** un mal que deja a los afectados casi indefensos.

Lavados de cara con tisana de Malva tibia alivian el escozor y el picor en las **alergias de la cara.** En forma de baños de pies o manos se emplea la Malva para curar **llagas, úlceras** o **hinchazones en los pies o las manos** debidas a **fracturas** o a **flebitis** (véase »Modos de preparación«).

Con esos baños he obtenido resultados sorprendentes y por eso los recomiendo sobre todo cuando después de **fracturas** se hinchan **los pies** por exceso de carga.

En nuestra vecindad vivía una mujer que hacía unos años se había fracturado el tobillo. Tenía continuamente dificultades con el pie y finalmente tuvo que ingresar nuevamente en el hospital. Cuando volvió a salir me encontré poco después con ella y me di cuenta de que cojeaba mucho y que tenía la pierna hinchada hasta arriba de la rodilla. Aunque se apoyaba en un bastón, avanzaba a paso de tortuga. Entonces fuimos juntas a coger Malva fresca y al día siguiente empezó la mujer con los pediluvios. No exagero si les digo que al cabo de una semana ya andaba sin bastón y el pie tenía un aspecto normal. Lo mismo sucedió con otra mujer que se había roto la muñeca de la mano derecha. Siempre tenía problemas con esa mano. ¿Qué madre y ama de casa va a poder estar cuidando su mano derecha? Cada noche tenía dolores insoportables y durante largos períodos la tenía todo el día hinchada. Cuando me enteré del caso le recomendé a la mujer baños de Malva. También en este caso se presentó muy pronto una mejoría.

Los que tengan un **pie hinchado y con llagas abiertas** no tienen que permanecer necesariamente en esa situación, aunque se trate de personas ancianas. Para eso tenemos los baños de Malva. En este caso se apoya el tratamiento con hojas de Llantén frescas, que se aplican bien lavadas y húmedas sobre la llaga abierta. Esta se cicatriza de un día a otro aunque sea antigua y tenga diez o quince años o más. Si usted tiene una herida de esta clase siga mi consejo, emplee las hojas de Llantén. Ya verá qué a prisa se curará, y al leer estas lineas no dirá: »¡Ahora sí que exagera la señora Treben!«. Yo puedo afirmar todo lo antedicho porque yo misma he tenido ocasión de hacer estas experiencias en los últimos años.

Ahora voy a contar una historia que suena como un milagro pero que es la pura verdad. Es casi increíble ver el poder que tiene una hierbecilla que se arrastra por el suelo. Estando yo un día comiendo en el Casino del Teatro de Linz, se sentó a mi mesa una señora. A lo largo de la conversación que tuvimos, me enteré de que la mujer estaba preocupadísima por su marido que tenía que presentarse periódicamente en el hospital y que últimamente había perdido la voz. Los médicos no le daban respuestas claras a sus preguntas y ella temía que se tratara de **cáncer de la laringe.** »No pierda el ánimo«, le dije. »Pruebe un tratamiento con hierbas medicinales. La Malva es un remedio excelente contra las **inflamaciones de la laringe.** Con la tisana de Malva se hacen gargarismos varias veces al día, y con los residuos de la maceración, mezclados con harina de cebada, se preparan cataplasmas calientes que se aplican durante la noche.« Era un jueves. La señora y yo habíamos trabado amistad e intercambiamos nuestras direcciones. El miércoles de la semana siguiente me llamó por teléfono: »Un ángel me ha guiado a su mesa. Mi marido ya está mejor. Hemos hecho todo lo que usted ha dicho. Tengo una hija que está de médica en Viena. Le hablé de mi intención de sacar a su padre del hospital y de probar una cura con hierbas. ›Hazlo, madre, si eso te tranquiliza‹, comentó. A continuación hablé con el jefe del hospital. Este también dijo que en principio tampoco estaba en contra de las plantas medicinales. Así me traje a mi marido a casa; hacía gárgaras y yo le preparaba las cataplasmas calientes. Desde hace unos días ha recobrado incluso la voz.« Una semana después me alcanzó otra llamada: »Mi marido está bien y lleno de esperanza de poder volver pronto a practicar su trabajo de maestro. También quiero decirle lo que exclamó el médico cuando le conté todo: ¡Esa mujer merece una medalla de oro!«

Nuestra buena Malva no sólo cura las **inflamaciones de la laringe** sino también **afecciones malignas de la laringe.** En estos casos hay que preparar 2,5 l. de tisana (una cucharadita repleta por cada ¼ l. de agua), que se deja durante la noche en maceración. Por la mañana se calienta un poco y se guarda la ración del día en un termo previamente enjuagado con agua caliente; 4 tazas se beben a lo largo del día, a sorbos espaciados, el resto se emplea en gargarismos. Contra la **sequedad de la boca,**

garganta y nariz, que causan frecuentemente nerviosismo en los enfermos, recomiendo asimismo gargarismos y enjuagues con tisana de Malva. En el tratamiento de los **ojos sin lágrimas** también se utiliza esta tisana en forma de lavados y compresas empapadas.

La Malva, que se cría sobre todo junto a las casas de campo, se está eliminando progresivamente en la actualidad. Para evitar la humedad y suciedad, y también por motivos estéticos, se suele hoy día pavimentar el suelo alrededor de las casas, quitándole así a la Malva su sitio preferido. De este modo va desapareciendo esa gran remediadora de la humanidad, por cuya existencia deberíamos dar las gracias al Señor.

Modos de preparación – Malva

Maceración: La tisana de Malva se prepara en frío. En ¼ l. de agua se pone una cucharadita repleta de hierba a remojo durante la noche; por la mañana se calienta ligeramente.

Baños de manos y pies: 2 puñados de hierba se dejan macerar durante la noche en 5 l. de agua fría. Al día siguiente se calienta todo hasta la temperatura que manos y pies puedan soportar. Duración del baño: 20 minutos. Este baño se puede volver a utilizar dos veces, calentándolo previamente.

Cataplasmas: Los residuos de la maceración se calientan con un poco de agua y se mezclan con harina de cebada. Esta papilla, envuelta en un lienzo, se aplica a las partes afectadas del cuerpo.

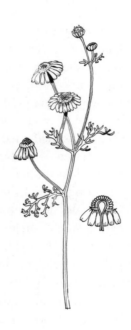

Manzanilla
Matricaria chamomilla

Se conoce también bajo los nombres: Manzanilla común, Manzanilla de Aragón y Camomilla.

La Manzanilla se cría en los campos, entre las mieses, en los entrepanes y lugares incultos y arcillosos. El exagerado uso de abonos y herbicidas químicos contribuye a destruir cada día más nuestra famosa Manzanilla. Normalmente se encuentra en abundancia después de los inviernos con nieve y las primaveras húmedas. La Manzanilla tiene, al contrario de su variedad borde, la Manzanilla bastarda, el receptáculo hueco y despide un olor aromático y agradable. No creo que sea necesario dar una descripción detallada de esa planta tan conocida. Florece a partir del mes de abril y en las tierras altas prosigue floreciendo en verano. Las cabezuelas se recogen bajo el sol de mediodía. No es una exageración si se dice que la Manzanilla es una »panacea«, sobre todo en el tratamiento de los niños pequeños. En todos los casos se le debe administrar al niño infusiones de Manzanilla, sobre todo contra los **retortijones y los dolores de vientre.**

La Manzanilla ayuda a combatir los **gases,** la **diarrea,** las **erupciones de la piel,** los **catarros y otras enfermedades del estómago,** los **trastornos de la menstruación,** la **amenorrea** y otras **afecciones del bajo vientre,** el **insomnio,** la **epididimitis,** la **fiebre,** los **dolores debidos a heridas** y los **dolores de muelas.** Es un remedio sudorífico, tranquilizante y antiespasmódico; además es un desinfectante y combate toda clase de **inflamaciones,** sobre todo las de las **mucosas.** En uso externo se utiliza la Manzanilla para hacer compresas y lavados en las **inflamaciones de los ojos,** la **conjunctivitis,** las **erupciones purulentas** acompañadas de **picores** y en las **heridas;** contra los **dolores de muela** se emplea en gargarismos.

Cada vez que se tiene un **disgusto** se debería tomar una taza de infusión de Manzanilla, que calma los nervios inmediatamente y antes que se agite el corazón.

Un saquito de tela relleno con cabezuelas secas de Manzanilla calma los **dolores** si se aplica caliente a las partes doloridas del cuerpo.

Los baños y lavados de Manzanilla son tranquilizantes y actúan favorablemente sobre todo el **sistema nervioso.** Después de enfermedades graves o **agotamientos** le harán muy bien y le producirán un gran alivio. No olvide la Manzanilla en su cosmética. Haga cada semana un baño facial con infusión de Manzanilla y tendrá un cutis fresco de rosa. Asimismo debería **cuidar los cabellos** enjuagándolos con una infusión de Manzanilla, sobre todo si tiene el pelo rubio. Con estos baños sus cabellos se volverán suaves y brillantes.

La infusión de Manzanilla facilita la evacuación del vientre sin ser purgante, por lo que es muy indicada para curar indirectamente, en uso interno, las **almorranas;** en uso externo se tratan con pomada de Manzanilla. Esta también sirve para curar las **heridas.**

Los **catarros** y la **sinusitis** se mejoran pronto con baños de vapor de Manzanilla. Se sobreentiende que después de estos baños no hay que exponerse al frío.

El aceite de Manzanilla ya se conocía en la Antigüedad. Se usaba en forma de fricciones contra las **neuralgias** y los **dolores reumáticos en los miembros.** Para los antiguos egipcios la Manzanilla era la »flor del Dios del Sol« por su **poder atemperante.** – El nombre Matricaria deriva del latino »mater« (madre), y alude a su uso contra las enfermedades de las mujeres y de las madres.

Según antiguos herbarios, el aceite de Manzanilla hace desaparecer el **cansancio** de los miembros, y la Manzanilla, hervida en agua y aplicada a la **vejiga,** alivia los dolores.

El padre Künzle, médico naturista y conocedor de las hierbas medicinales, habla en sus escritos de una aldeana que tenía el apodo de »Bruja de la Manzanilla« y a la que acudían los enfermos con sus males. Ella consiguió devolver el oído a cinco **sordos** friendo un bulbo de Escilla *(Urginea maritima)* en aceite de Manzanilla e instilándoles después el aceite en los oídos.

Aquella »Bruja de la Manzanilla« también curaba los **miembros paralizados** frotándolos con aceite de Manzanilla. Para calmar los **dolores de los ojos** hervía la Manzanilla con leche y la aplicaba en forma de compresas templadas sobre los párpados, lo cual sanaba el mal al poco tiempo. Además cuenta el padre Künzle lo siguiente: »Un tejedor no conseguía dormir de otra manera que sentado; tenía la sensación de que se asfixiaba. La ›Bruja de la Manzanilla‹ examinó al hombre y le dijo que si no orinaba, a lo que el enfermo asintió. Este tuvo que beber una botella grande de vino en el que previamente se había hervido Manzanilla. Tomaba un vaso por la mañana y otro por la noche y expeló una gran cantidad de orina, primero turbia y después siempre más clara; a los 8 días estaba curado.«

Infusión: Una cucharadita repleta de hierba por cada ¼ l. de agua; escaldar y dejar reposar brevemente.

Baños: Para baños de cuerpo se toman 4 puñados; para lavados de cara o de cabellos se toma un puñado de cabezuelas de Manzanilla; se escalda y se deja reposar.

Compresas: ¼ l. de leche hirviendo se echa sobre una cucharada repleta de Manzanilla y se deja reposar un poco; se cuela y se empapa las compresas con el líquido.

Baños de vapor: Se escalda una cucharada sopera de Manzanilla con 1 l. de agua hirviendo y se aspira el vapor debajo de una toalla grande.

Almohadillas: Un saquito de tela se llena con flores de Manzanilla secas y se cose. La almohadilla se calienta bien en una sartén seca y se aplica a las partes doloridas del cuerpo.

Aceite de Manzanilla: Una botellita se llena hasta el gollete, sin apretar, con Manzanilla fresca cogida a pleno sol de mediodía y se cubre de aceite virgen de oliva. Bien tapada se deja la botella 15 días al sol; después se guarda en la nevera.

Pomada de Manzanilla: Se calientan 250 g. de manteca de cerdo y se le echan dos puñados de flores de Manzanilla recién cogidas; se remueve bien y se retira del fuego; bien tapado se deja reposar durante la noche en un lugar fresco. Al día siguiente se calienta un poco, se cuela a través de un lienzo (que se pone sobre un colador) y se exprimen bien los residuos. Después de remover otra vez la masa, se guarda en vasijas bien limpias.

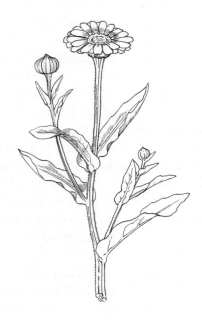

Maravilla
Calendula officinalis

La Maravilla ocupa un puesto de primer plano entre nuestras hierbas medicinales. Tiene muchísimos nombres, entre ellos: Caléndula, Caldo, Flor de todos los meses, Flamenquilla, Reinita, Flor de muerto, Mercadela, Mejicanas etc.

Esta planta pertenece a las que actúan contra el cáncer y las úlceras cancerosas. Se cría en los jardines y huertos y a veces, cimarrona, en las escombreras. Hoy en día que por su eficacia curativa a vuelto a ser conocida y apreciada por el hombre, no sólo se ve en los jardines sino que también se cultiva en campos. La Maravilla es de 30–60 cm. de altura y tiene las hojas y los tallos carnosos y un poco pegajosos. Las cabezuelas son muy llamativas y según la variedad tienen el color anaranjado o alimonado y los estambres oscuros o claros; las hay también dobles. Todas tienen las mismas virtudes medicinales.

Si a las siete de la mañana la Maravilla todavía tiene las cabezuelas cerradas, significa que va a llover ese día. Por eso, en tiempos pasados la tenían por planta pronosticadora del tiempo.

Según la Medicina popular se recolecta y se usa toda la planta, es decir, flores, tallos y hojas. Pero conviene cogerla a pleno sol, porque es cuando más eficacia tienen los principios activos. Se puede coger casi todo el año fresca del jardín, siempre que no esté atacada del oídio.

La Maravilla es muy parecida al Arnica, pero su poder terapéutico es superior al de ésta. En uso interno, por ejemplo, el Arnica sólo se puede tomar bajo control médico, ya que la infusión es nociva para los enfermos del corazón. Sin embargo la infusión de Maravilla se puede tomar a pasto.

En su calidad **depuradora de la sangre** es nuestra mejor colaboradora contra la **hepatitis infecciosa.** Una o dos tazas al día hacen milagros. La Maravilla es **purificante, activa la circulación de la sangre** y facilita la **cicatrización de las heridas.**

Un hombre que se había cogido la mano en una sierra circular padecía, aun después de salir del hospital, de fuertes **dolores de la herida.** Cuando me enteré del caso, le recomendé la pomada de Maravilla. Contentísimo de los buenos resultados de la pomada me contó que los dolores, que le habían causado tantas noches de insomnio, desaparecieron al poco tiempo. Desde entonces su mujer ha vuelto a plantar Maravilla en el jardín.

Durante una visita en el Mühlviertel (Alta Austria) la dueña de la casa me enseñó sus piernas llenas de **varices.** Enseguida salí al jardín a coger Maravilla y preparé la pomada. Los residuos se los apliqué en forma de cataplasmas a las pantorrillas (los residuos se pueden utilizar 4 ó 5 veces). Después la mujer siguió poniéndose cada día emplastos que hacía de la manera siguiente: cubría un trozo de tela con una capa de aprox. 1 mm. de pomada de Maravilla y se lo ataba a las pantorrillas. No lo van a creer si les digo que 4 semanas más tarde, cuando la mujer vino a verme a mi casa, las varices habían desaparecido de ambas piernas y la piel estaba completamente lisa.

La pomada de Maravilla es un remedio indicado contra las **inflamaciones de las venas,** las **úlceras varicosas** de difícil curación, las **fístulas,** los **sabañones** y las **quemaduras.** Tanto la pomada como los residuos se utilizan también en los **quistes de mama,** aunque sean malignos (cáncer de mama).

Una conocida mía tuvo que operarse inesperadamente un pecho. Estábamos todos muy preocupados por ella y antes que saliera del hospital ya tenía yo la pomada de Maravilla preparada. Con ella se untó la enferma más tarde la enorme **herida postoperatoria,** lo cual le quitó muy pronto la insoportable tirantez de la herida. En la revisión se constató que la herida se había cicatrizado mucho mejor que en las otras pacientes y de la radioterapia prevista para estos casos sólo tuvo que hacer una parte.

Muy buenos resultados da la pomada de Maravilla en la lucha contra los **hongos de los pies.** Esto lo confirman muchas cartas que recibo. Se trata de casos donde todos los demás medicamentos han fracasado. Aquí también se demuestra muy eficaz la infusión de Maravilla fesca. Contra las **micosis de la vágina** se hacen lavados o baños de asiento. Se toman 50 g. de Maravilla desecada ó 4 puñados de planta fresca por cada baño de asiento.

Desde Stuttgart me escribió una mujer diciendo que su marido había padecido de **micosis de los pies.** ¡Cuántos tratamientos había probado! Baños, pomadas, polvos, pero todo en vano. Por fin empleó la pomada de Maravilla. A los 8 días se habían curado las llagas y no se repitieron. ¿No es maravilloso? A parte de la pomada sería oportuno prepararse una tintura de Maravilla (véase »Modos de preparación«). Esta, diluida en agua hervida, se aplica en forma de compresas empapadas sobre las **heridas**, las **magulladuras**, los **hematomas**, las **distorsiones musculares** e incluso en las **úlceras cancerosas purulentas**, las **úlceras de decúbito**, los **tumores** y los **chichones**.

No sólo el padre Kneipp aboga por la Maravilla como remedio natural contra las úlceras cancerosas, sino también médicos conocidos como los doctores Stager, Bohn, Halenser y otros. Según el doctor Bohn, la Maravilla representa el remedio más indicado contra el **cáncer** en los casos en que ya no se puede operar, y recomienda beber la infusión de Maravilla durante un tiempo prolongado. El jugo fresco de Maravilla se emplea con muy buenos resultados incluso contra el **cáncer de la piel**. Los **tumores cavernosos** se combaten untándolos varias veces al día con jugo fresco de Maravilla, lo mismo que los **nevus pigmentarios**, incluidos los de la **vejez**. Del mismo modo se pueden eliminar las **manchas ásperas y cancerosas** de la piel. – El médico e investigador americano Dr. Drwey ha llamado recientemente la atención sobre el extraordinario poder curativo de la Maravilla en casos de cáncer; dice que le ha dado muy buenos resultados.

En uso interno se administra la Maravilla en forma de infusión en las **afecciones del estómago** y del **intestino**, en las **convulsiones** y **úlceras de estómago**, así como en las **colitis**, la **hidropesía** y la **hematuria** (orinar sangre). Pero también actúa favorablemente contra las **enfermedades víricas** e **infecciones bacterianas**. Los efectos fabulosos que proporciona la infusión de Maravilla recién cogida se demuestran claramente a través de este informe que me mandó un médico: »Después de recibir varias vacunas contra la polio, una niña de 2 años se puso muy enferma; padecía de diarreas crónicas, demacración y una evidente debilidad de la vista con toda una serie de complicaciones en la nutrición. A lo largo de un examen clínico se diagnosticó finalmente **paratifus,** por lo cual la niña tuvo que permanecer bajo vigilancia clínica. Una semana después de beber infusión de Maravilla y tomar unos cuantos medicamentos homeopáticos, la niña se curó. Según un análisis inmediato, que se repitió tres veces, las heces estaban exentas de agentes de tifus.«

La Maravilla, que da muy buenos resultados en la **hepatitis infecciosa,** es también un remedio extraordinario contra las demás **afecciones del hígado.** Se escaldan flores, hojas y tallos con agua hirviendo y se bebe la infusión sin endulzar. En las enfermedades indicadas arriba se pueden tomar 3 ó 4 tazas al día, aprox. una cucharada cada cuarto de hora. Para combatir los **gusanos** se prepara una infusión con una cucharada sopera de flores y ¼ l. de agua. El jugo fresco de los tallos elimina las **verrugas** y la **sarna;** los **líquenes** y las **inflamaciones de las glándulas** se sanan con lavados de Maravilla. La infusión, bebida con regularidad, **purifica la sangre.** Para **fortalecer la vista** se hacen lavados con una infusión templada de Maravilla sirviéndose de un lavaojos.

Contra las úlceras y los **tumores cancerosos,** los **pies agrietados,** la **caries ósea,** las **úlceras del muslo** y también contra las **heridas** antiguas y supurantes de difícil curación ayudan lavados con una mezcla de tisana de Maravilla y Cola de caballo, en partes iguales; por cada medio litro de agua se toma una cucharada sopera de la mezcla de hierbas. – Para poner de relieve el efecto excepcional de la infusión de Maravilla, quisiera mencionar aun los siguientes casos de curaciones: Una enfermera afectada desde hacía 8 años de una **infección del intestino grueso** fue a un especialista, el cual le recomendó, basándose en mi libro, la Maravilla. Durante 4 días estuvo bebiendo 2 tazas de infusión al día, a sorbos espaciados. Casi no lo pudo creer, pero después de este breve tratamiento desaparecieron todos sus trastornos. Una monja me contó que padecía de **diarrea;** aunque tomaba infusión de Manzanilla no se mejoraba. Sólo cuando empezó a tomar infusión de Maravilla se curó en poco tiempo. Otra monja de Bavaria tenía desde hacía 15 años **hongos en los pies** y también se le **inflamaban las venas.** Con la aplicación de pomada de Maravilla consiguió por fin la curación de los pies. **Incrustaciones en la nariz** se sanan rápidamente con pomada de Maravilla. A quien la manteca de cerdo le cause repugnancia, puede utilizar para preparar la pomada una buena grasa vegetal. Para que quede suave se le añade a la masa caliente un poco de aceite.

Infusión: 1 cucharadita repleta por cada ¼ l. de agua.

Baños de asiento: 4 puñados de hierba fresca ó 100 g. de hierba seca por baño (véase en Generalidades »Baños de asiento«).

Lavados: Por cada ½ l. de agua, 1 cucharada sopera de hierba.

Tintura: 1 puñado de flores se maceran en 1 l. de aguardiente durante 15 días al sol o a una temperatura de 20 °.

Pomada: Se trituran 4 puñados de Maravilla fresca (hojas, tallos y flores); 500 g. de manteca de cerdo (biológicamente nutrido) se calienta como para freír carne y se le echa la planta triturada. Después de darle un hervor, se retira del fuego y se tapa. Se deja reposar hasta el día siguiente; entonces se vuelve a calentar, se filtra a través de un lienzo y se guarda en vasijas bien limpias.

Jugo fresco: Hojas, tallos y flores se lavan y se pasan, todavía humedos, por la licuadora.

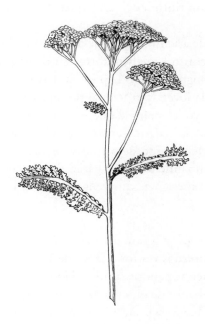

Milenrama
Achillea millefolium

La Milenrama es una planta medicinal indispensable para nuestra salud. Es cierto que ayuda contra muchas enfermedades graves, pero en primer lugar es una hierba para la mujer, y no puedo más que recomendársela. El padre Kneipp dice en sus escritos: »Las **mujeres se evitarían muchos inconvenientes, si tomaran de vez en cuando Milenrama.**« Que se trate de una jovencita propensa a **menstruaciones irregulares** o de una mujer en plena menopausia o que haya superado esa fase, para todas, jóvenes o mayores, es importante beber en ocasiones una taza de infusión de Milenrama. Esta actúa tan favorablemente sobre el abdomen de cada mujer, que no hay cosa mejor que coger un ramito de planta fresca cada vez que una da un paseo por el campo. La Milenrama se cría en las praderas y ribazos y a orillas de los caminos y campos. Las flores son blancas o sonrosadas y despiden un olor muy aromático. Es conveniente recolectar la planta cuando el sol esté en lo alto, ya que así aumenta la concentración en aceites etéreos y con ello el poder curativo.

Conozco a una mujer joven, dueña de un restaurante, de la cual se oyó decir de pronto que padecía de un **cáncer abdominal.** Después de una terapia con rayos de cobalto, sus familiares supieron por parte del médico que la enfermedad era incurable. Yo pensé en el padre Kneipp y en sus indicaciones acerca de los **trastornos del bajo vientre** y le recomendé a la mujer que bebiera cada día la cantidad de que fuese capaz de infusión de Milenrama. ¡Cuánto me extrañé cuando casi tres semanas más tarde me llegó la noticia de que la mujer se sentía muy bien y que poco a poco iba recuperando su peso normal!

En el caso de **inflamación de los ovarios** los dolores se calman generalmente después del primer baño de asiento con Milenrama y la inflamación disminuye de día en día. Los mismos buenos resultados dan estos baños en la **incontinencia de orina** (nocturna) en los ancianos y los niños, así como contra el **flujo blanco.** En estos casos hay que apoyar el tratamiento bebiendo cada día 2 tazas de infusión de Milenrama.

Para combatir el **descenso del útero** se toman también durante un período prolongado baños de asiento de Milenrama y se bebe 4 tazas de infusión de Pie de león, a sorbos distribuidos durante el día; además se hacen fricciones con tintura de Pan y quesillo desde la vulva hacia arriba.

Los **miomas** se curan con baños de asiento diarios de Milenrama, los cuales se van tomando durante un cierto tiempo hasta que un control médico afirme su desaparición. Una joven de 19 años **no tenía menstruaciones.** El ginecólogo le recetó la píldora. Las reglas no se presentaron; sin embargo empezó a aumentar el pecho de la joven, por lo cual no quiso seguir tomando la píldora. La madre vino muy preocupada a verme y yo le aconsejé que le diera a su hija cada mañana, en ayunas, una taza de infusión de Milenrama. A las cuatro semanas volvió todo a su cauce normal y la joven ya no tuvo trastornos de la regla. Me acuerdo de otro caso parecido en que ningún tratamiento ayudó nada, por lo que la enferma finalmente fue a parar al manicomio. Desgraciadamente en aquel entonces yo todavía no tenía la experiencia que tengo hoy con las hierbas medicinales para poder haberla ayudado.

Durante la **menopausia** también debería tomar cada mujer regularmente infusión de Milenrama. Así se ahorraría las **inquietudes internas** y otros estados de ánimo desagradables. Baños de asiento de Milenrama también son muy buenos para su salud. – Un remedio muy indicado contra la **neuritis** en los brazos y las piernas son los baños de pies y brazos con Milenrama. Pero hay que coger la hierba bajo el sol de mediodía. Un solo baño ya suele aliviar los dolores.

El doctor Lutze recomienda la infusión de Milenrama contra »la **congestión en la cabeza** acompañada de dolores como si fuera a estallar, así como contra el **mareo,** las **náuseas,** las **afecciones de los ojos** con **lagrimeo,** los **dolores punzantes en los ojos** y las **hemorragias nasales** ... «. Un **acceso de jaqueca** motivado por el cambio de tiempo o viento suele desaparecer al tomar, a sorbos espaciados, una sola taza de infusión de Milenrama bien caliente. Bebiendo esta infusión regularmente en forma de cura, la jaqueca puede eliminarse por completo.

Ya que en los antiguos herbarios se tenía la Milenrama por panacea, se puede emplear en todos los casos donde ya no haya remedio. Por su virtud **depurativa de la sangre** puede expulsar del cuerpo ciertas enfermedades anidadas en él desde hace muchos años. No hay más que probar.

El hecho de que la Milenrama influya beneficiosamente en la **médula,** activando la **formación de la sangre,** no creo que sea conocido por todos. La Milenrama ayuda contra las **enfermedades de la médula** donde los demás medicamentos hayan fracasado e incluso contra la **osteoporosis.** En estos casos se bebe la infusión en forma de curas, se hacen baños con la hierba y fricciones con la tintura. La Milenrama es un buen remedio para cortar las **hemorragias pulmonares** y junto con la raíz de Cálamo aromático puede llegar a curar el **cáncer del pulmón.** Las raíces se van mascando durante el día y de la infusión de Milenrama se toman dos tazas a sorbos, una por la mañana y otra por la noche. Contra las **hemorragias de estómago** y las **almorranas sangrantes**, así como contra la **pesadez** y los **ardores fuertes de estómago** la infusión de Milenrama ayuda muy rápido. Para combatir los **resfriados** y los **dolores de espalda** o **dolores reumáticos** hay que beber mucha cantidad de infusión de Milenrama bien caliente. La infusión **estimula** la actividad regular de los **riñones**, quita la **inapetencia**, elimina las **flatulencias** y los **cólicos del estómago**, los **trastornos del hígado**, las **inflamaciones del sistema digestivo**, aumenta la actividad de las **glándulas intestinales** y favorece así una **evacuación regular**. Por su acción favorable contra los **trastornos de la circulación de la sangre** y los **espasmos vasculares**, la infusión de Milenrama es un remedio muy indicado en la **angina pectoris**. Con lavados y baños de asiento de Milenrama se sana el **prurito vaginal**. – Contra las **almorranas** hay una pomada muy buena, hecha de Milenrama (véase »Modos de preparación«).

Modos de preparación – Milenrama

Infusión: Una cucharadita colmada de hierba por cada ¼ l. de agua; escaldar y reposar un poco.

Tintura: Las flores de Milenrama cogidas a pleno sol se meten sin apretar en una botella y se cubren de aguardiente (o alcohol de 38–40 °). Se deja macerar 15 días al sol o cerca de la lumbre.

Pomada: Se pone en una sartén 90 g. de mantequilla (sin sal) o manteca de cerdo y cuando esté bien caliente se le echan 15 g. de flores de Milenrama y 15 g. de hojas de frambuesas, todo recién cogido y triturado. Se fríe un poco, se remueve y se retira del fuego. Al día siguiente se calienta ligeramente y se exprime a través de un lienzo. La pomada se guarda en vasijas bien limpias en la nevera.

Baños de asiento: 100 g. de Milenrama (toda la planta) se ponen a macerar en agua fría durante la noche; al día siguiente se calienta todo hasta que rompa a hervir y se mezcla con el agua del baño (véase en Generalidades »Baños de asiento«).

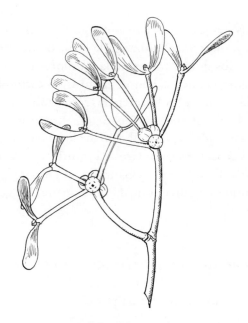

Muérdago
Viscum album

¿Quién no conoce el maravilloso Muérdago, que clava su raíz en las ramas de los árboles de hoja caduca y en los pinos, viviendo a expensas de ellos? Esta planta parásita es una de las más prestigiosas entre nuestras hierbas medicinales. Forma un arbusto redondeado con hojas algo coriáceas de color verde amarillento y persistentes en invierno. Las bayas son blanquecinas y vidriosas y están rellenas de una pulpa pegajosa. Los pájaros distribuyen la semilla, o bien al limpiarse en las ramas lo que les queda pegado en el pico, o bien mediante sus excrementos. Sólo de este modo se disemina la planta, ya que la semilla no germina ni en el agua ni sembrándola en la tierra.

En la antiguedad el Muérdago gozaba de gran fama como planta curativa y mágica. Se le atribuían poderes misteriosos. Los druidas la tenían por planta sacra, por panacea que curaba todos los males. Estos sacerdotes de los antiguos celtas la cortaban ceremoniosamente con ayuda de cuchillos y podaderas de oro. Los antiguos médicos la empleaban como un remedio eficaz y seguro contra la **epilepsia.** Esta virtud, conocida ya por nuestros antepasados, la reconoce también el doctor Bohn, discípulo del padre Kneipp, y recomienda el Muérdago para combatir las **convulsiones crónicas** y los **trastornos histéricos.**

Se recolectan las hojas y los tallos pequeños desde principios de octubre hasta mitades de diciembre y en los meses de marzo y abril. En los demás meses el Muérdago carece de poderes curativos. Para secarla se corta la hierba a pedacitos. Las plantas con el mayor número de agentes activos son las que se crían sobre los robles y los álamos; pero también sirven las de los abetos, pinos y árboles frutales. Otro consejo para la recolección: En los meses de marzo y abril el Muérdago casi no tiene bayas, porque en invierno se las han comido las aves. Es la época más conveniente para coger la planta, ya que usted no tendrá la molestia de quitar las bayas.

Muchas veces me han preguntado por qué elogio tanto el Muérdago, siendo una planta venenosa. Pues no es así: las hojas y los tallos no son nada venenosos, pero las bayas, en uso interno, sí que lo son. Si se prepara con ellas una pomada (véase »Modos de preparación«) constituyen en uso externo un remedio eficaz contra las **congelaciones** (sabañones).

Una mujer tenía desde hacía años la **nariz congelada.** En invierno casi no se atrevía a salir de casa con la nariz morada. Su mal empeoraba de año en año. Yo le aconsejé que se aplicara a la nariz un emplasto con pomada de muérdago recién hecha y que la dejara actuar durante la noche. Aunque parezca mentira, tengo que afirmar que en pocos días se curó la nariz.

El Muérdago, como poderoso estimulante de la función de las **glándulas,** es un remedio excelente para activar el **metabolismo.** Al mismo tiempo ejerce tal influencia sobre el **páncreas** que tomándolo regularmente en forma de cura combate la **diabetes,** la cual pierde su causa de origen. Sobre todo las personas que padecen de una **enfermedad crónica del metabolismo** deberían probar a tomar por lo menos durante medio año regularmente tisana (maceración) de Muérdago. Esta también actúa favorablemente contra el **desequilibrio hormonal.** En este caso hay que tomar dos tazas al día, una por la mañana y otra por la noche.

Contra la **arteriosclerosis** el Muérdago es un remedio de primer orden, muy apreciado y recomendado en la **apoplejía;** este mal a penas aparece en los que hayan bebido regularmente tisana de muérdago. En los casos en que ya se haya presentado un **ataque de apoplejía,** se bebe durante 6 semanas 3 tazas diarias, después durante 3 semanas 2 tazas y durante 2 semanas una taza de tisana de Muérdago. La primera taza se toma antes y después del desayuno, la segunda antes y después del almuerzo, la tercera antes y después de la cena, cada vez media taza.

Como hemostático se emplea el Muérdago para atajar las **hemorragias nasales;** en este caso se inhala tisana fría por la nariz. Contra las **hemorragias pulmonares e intestinales** (en **tifus y disentería**) se toma la tisana bebida.

El Muérdago se puede considerar como el mejor remedio para el **corazón** y la **circulación de la sangre.**

En los graves trastornos de la circulación jamás se debe cesar en hacer hincapié sobre su empleo. Como el Muérdago contiene agentes que normalizan todas las funciones del organismo, sucede lo inimaginable, y es que baja la **tensión alta de la sangre** y sube la **tensión baja.** De este modo calma el corazón agitado y también activa las funciones de éste. Todos los trastornos debidos a la presión anormal de la sangre desaparecen, a saber, la **congestión en la cabeza,** los **vértigos,** el **zumbido de oídos** y los **trastornos de la vista.** El Muérdago previene simultáneamente todas las **lesiones cardiacas,** por lo que se puede considerar con razón como una ayuda indispensable contra toda clase de **trastornos del corazón** y de **la circulación de la sangre.** En los tiempos en que vivimos, en que al hombre se le exige tanto debido al »stress« al que está sometido, necesitamos más que nunca de estos reconstituyentes.

Por las cartas que recibo me entero de que muchas personas que padecían de **hipertensión, graves trastornos de la circulación, abatimiento, trastornos del corazón,** como **arritmia cardiaca, vértigos** y **cansancio ante el trabajo,** gracias al Muérdago han perdido en poco tiempo todos estos males. Dicen que se sienten bien y han recobrado las ganas de trabajar. Tres tazas diarias de esta tisana, conseguida mediante una maceración en frío, bebidas a sorbos distribuidos a lo largo del día, normalizarán también su corazón y su circulación de la sangre y contribuirán a que le rinda más su trabajo.

En todos casos conviene someterse una vez al año a una cura de 6 semanas a base de tisana de Muérdago: Se beben durante 3 semanas 3 tazas diarias, durante 2 semanas 2 tazas diarias y una semana 1 taza diaria. En esas seis semanas se recupera la circulación y la tensión de la sangre. Para mantener este estado, es aconsejable tomar durante un año cada mañana una taza de tisana de Muérdago.

Un molinero de la región de Maguncia sufría desde hacía muchos años de **hipotensión;** había días que le costaba mucho hacer su trabajo. Consultó a varios especialistas, no sólo en Alemania sino también en Suiza, pero todo fue en vano. Mis advertencias de que el Muérdago ayudaba en las alteraciones de la presión sanguínea le causaron escepticismo. No obstante quiso probarlo. Era abril y el Muérdago, que todavía conservaba sus virtudes curativas, se podía coger de los árboles. Unos meses después, en una conferencia que di en una pequeña ciudad austriaca, vi al molinero de

Maguncia sentado en la primera fila; el hombre contó a los oyentes que su **tensión** tan baja se había normalizado del todo con el Muérdago.

Las mujeres también deberían utilizar el Muérdago. Una circulación de la sangre normalizada también hace desaparecer los **trastornos de la matriz** y de la **menstruación,** sobre todo las **menstruaciones excesivas** y las **hemorragias post-parto.** Para combatir las molestias causadas por la **menopausia,** como la **taquicardia,** la **congestión,** los **bochornos** y el **ahogo** se debería beber esta maceración durante unos años. Los trastornos se pierden del todo y una ya no tiene la sensación de estar en la menopausia.

El jugo fresco del Muérdago puede ayudar a eliminar la **esterilidad de la mujer.** Se lava bien la planta y antes de que se seque se pasa por la licuadora. Hay que tomar por la mañana (media hora antes del desayuno) y por la noche cada vez 25 gotas diluidas en un poco de agua. Estas gotas, en forma de tintura, las venden en la farmacia.

Hace poco leí en el periódico un informe de Londres según el cual tres grupos de investigadores, trabajando independientemente uno del otro, llegaron a la conclusión de que en un gran porcentaje de mujeres de más de 50 años aparece cáncer de mama cuando han sido tratadas durante un período prolongado con medicamentos contra la presión alta de la sangre. ¿Por qué arriesgarse tanto, teniendo nuestro excelente Muérdago?

Recientemente se utiliza el Muérdago en la medicina para prevenir y combatir el cáncer. Las experiencias demuestran continuamente el efecto depurativo y terapéutico de las hierbas curativas. – Sírvase de estos remedios, para recobrar y mantener su salud.

Modos de preparación – Muérdago

Maceración (tisana): La tisana de Muérdago sólo se prepara en frío. Una cucharadita colmada de hierba se pone a macerar en ¼ l. de agua; a la mañana siguiente se calienta todo ligeramente y se cuela. Si se necesita más cantidad por día, se guarda la tisana en un termo previamente enjuagado en agua caliente o se calienta cada vez al baño de María.

Tintura: Las gotas de Muérdago se venden en la farmacia.

Jugo fresco: Hojas y tallos se lavan y antes de que se sequen se pasan por la licuadora.

Pomada: Las bayas frescas del Muérdago se mezclan con un poco de manteca de cerdo hasta que se forme una masa (contra las congelaciones; sólo en uso externo).

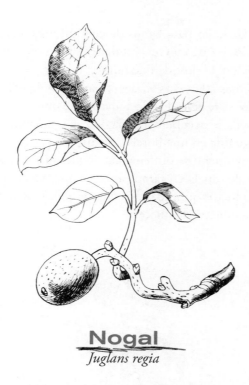

Nogal
Juglans regia

El Nogal florece en primavera antes de desarrollarse las hojas. Se recolectan las hojas frescas en junio y las nueces verdes a mitades de junio mientras todavía se puedan traspasar fácilmente con un palillo; los conchos de las nueces verdes se cogen todavía verdes poco antes de la maduración, y los frutos en otoño.

La infusión de las hojas es un remedio muy indicado contra los **trastornos de la digestión**, como el **estreñimiento** y la **inapetencia**; sirve asimismo para **purificar la sangre**. También da muy buenos resultados en la **diabetes** y contra la **ictericia**.

Los baños preparados con un cocimiento de hojas de Nogal son muy eficaces tanto contra todas las **enfermedades escrofulosas** y **raquíticas**, la **osteoporosis** y la **hipertrofia ósea**, así como en las **uñas supurantes** de los pies y de las manos. Para combatir la **costra de leche**, la **tiña** y la **sarna** haga lavados con el cocimiento de las hojas verdes de Nogal y verá los buenos resultados que dan.

Estos lavados y baños ayudan también a curar el **acné**, las **erupciones supurantes de la piel**, el **sudor excesivo de los pies** y el **flujo blanco**. Contra la **estomatitis ulcerosa** y las **afecciones** de las **encías**, de la **garganta** y de la **laringe** se hacen enjuagues.

Un cocimiento concentrado de hojas de Nogal, mezclado con el agua del baño, cura los **sabañones**. Este mismo cocimiento se utiliza para repetidos masajes del cuero cabelludo contra la masiva **caída del cabello**. Los **piojos**, que últimamente van apareciendo de nuevo, también se eliminan con este cocimiento concentrado. Con las hojas frescas de Nogal se ahuyentan otros insectos molestos.

De las nueces verdes que se cogen antes del día de San Juan, es decir a mitades de junio, se prepara un aguardiente que limpia el **estómago**, el hígado y la **sangre** y combate la **debilidad del estómago** y la **putrefacción intestinal**. Además es un remedio excelente contra la **sangre espesa**.

Modos de preparación – Nogal

Infusión: Una cucharadita repleta de hojas de Nogal trituradas se escaldan con ¼ l. de agua hirviendo; se deja reposar un poco.

Baños y lavados: 100 g. de hojas para baños de cuerpo; una cucharadita colmada por cada ¼ l. de agua para lavados (véase en Generalidades »Baños de cuerpo«). Para el cocimiento concentrado se toma la doble cantidad de hojas.

Aguardiente de nueces: Unas 20 nueces verdes se parten en 4 pedazos y se llena con ellos una botella de cuello ancho; se le echa 1 l. de aguardiente que tiene que sobrepasar las nueces en 2 ó 3 dedos. La botella se deja bien tapada de 2 a 4 semanas al sol o en un lugar cálido. Después se cuela y se guarda en una botella. Según se necesite se toma una cucharadita. – Un licor de nueces muy bueno se obtiene añadiendo a las nueces antes de la maceración 2 ó 3 clavos, un trozo de canela en ramo, una vaina de vainilla y la piel lavada de media naranja (exento de productos químicos). 500 g. de azúcar se hierven en ¼ l. de agua y se mezcla todo con el aguardiente de nueces.

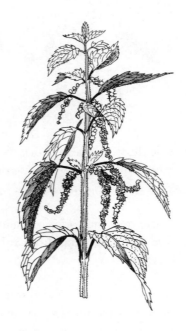

Ortiga mayor
Urtica dioica

Un médico dijo una vez en una conferencia de radio que la Ortiga era una de nuestras mejores plantas medicinales. Si la humanidad supiera lo eficaces que son sus virtudes curativas, no cultivaría otra cosa que Ortigas. Pero desgraciadamente lo saben muy pocos.

La Ortiga es medicamentosa desde la raíz, pasando por los tallos y las hojas, hasta la flor. En la antigüedad ya gozaba de gran prestigio. Albrecht Dürer (1471–1528) pintó un ángel que vuela hacia el trono del Altísimo con una rama de Ortiga en la mano.

El sacerdote suizo Künzle señala en sus escritos que la Ortiga ya se habría extinguido si no fuera por el escozor que produce a quien la toca. Insectos y otros animales ya la hubieran hecho desaparecer.

A una madre de siete hijos que padecía desde su último parto continuamente de **eczemas,** le aconsejé que bebiera infusión de Ortiga. En poco tiempo desapareció su mal y al mismo tiempo el **dolor de cabeza** que lo acompañaba. Como la Ortiga es un buen remedio contra la **arenilla renal y urinaria,** le dije a la mujer que siguiera tomando la infusión, ya que yo suponía que desde su último embarazo tenía los riñones trastornados. Las **afecciones renales** van frecuentemente acompañadas de agudos

dolores de cabeza. Los eczemas se tienen que combatir por vía interna con hierbas que depuren la sangre, porque suelen ser de origen interno. Así que la mujer se liberó al poco tiempo tanto de sus eczemas como de los dolores de cabeza.

La Ortiga es nuestra mejor planta para **purificar la sangre** y al mismo tiempo para **activar su formación.** Siendo un buen estimulante del páncreas, la infusión de Ortiga hace rebajar el **azúcar en la sangre.** Cura también **enfermedades e inflamaciones de las vías urinarias** así como la **retención de orina.** Como **estimula la evacuación del vientre,** esta planta es muy aconsejable para las curas primaverales de purificación.

Desde que conozco las cualidades terapéuticas de la Ortiga, he tomado la costumbre de hacer curas de tisana de 4 semanas, en primavera con los primeros retoños y en otoño, después de la segunda siega, cuando vuelven a salir los brotes. Suelo beber por la mañana en ayunas, media hora antes de desayunar, 1 taza, y durante el día voy bebiendo 2 ó 3 tazas a sorbos. La taza que tomo en ayunas también la bebo a traguitos para que haga más efecto. Después de una de estas curas me siento la mar de bien y cada vez tengo la sensación de poder abarcar tres veces más de lo corriente. Mi familia y yo no necesitamos desde hace años ningún medicamento, y me siento flexible y joven. Además la tisana de Ortiga sabe bastante bien. Se toma sin azúcar. Personas de gusto delicado pueden añadirle un poco de manzanilla o menta para darle más sabor. La medicina popular recomienda la Ortiga en forma de curas de tisana de varias semanas contra **afecciones del hígado y de la bilis, enfermedades del bazo** e incluso **tumor del bazo, catarros del estómago** y **de las vías respiratorias, convulsiones** y **úlceras estomacales, úlceras intestinales** y **enfermedades del pulmón.** Para conservar todos los principios activos de la Ortiga, hay que procurar no hervirla. Como profiláctico se bebe sólo una taza por día durante todo el año. Así combate también las **enfermedades por virus e infecciones de bacterias.**

A partir de una cierta edad se presentan determinadas consecuencias por **falta de hierro: cansancio y agotamiento.** Uno se siente viejo y menos capaz. En este caso proporciona la Ortiga **fresca,** por su contenido en hierro, los mejores resultados. Nos ayuda a superar estos trances difíciles de la vida. Después de una cura de tisana de Ortiga se recupera uno relativamente pronto. Vuelven la energía y la voluntad de trabajar e incluso mejora el aspecto físico.

Un día vino a verme una mujer joven anémica que además padecía del estómago y de la hiel y tenía continuamente fuertes dolores de cabeza. Le recomendé la tisana de Ortiga. Al cabo de un tiempo me encontré con ella por casualidad. Llena de alegría me contó qué rápido le había ayudado la Ortiga. Desde entonces toda su familia utilizaba con admiración esta planta extraordinaria.

La Ortiga también es un remedio contra la **hidropesía** por sus virtudes diuréticas. Como favorece la formación de la sangre ayuda en casos de **clorosis, anemia** y otras **afecciones graves de la sangre.** Junto con otras hierbas medicinales se emplea la Ortiga con mucho éxito para combatir la **leucemia** (véase »Leucemia«). Quien padezca cualquier clase de **alergia** (p. ej. **fiebre del heno**) que tome durante una temporada tisana de Ortiga.

La Ortiga rebaja la **propensión a resfriarse** y cura **enfermedades gotosas y reumáticas.** Una señora que conocía había estado durante tres años con **ciática** muy dolorosa bajo tratamiento médico. Después de tomar durante un año un total de 6 baños de cuerpo con 200 g. de Ortiga, desaparecieron todos los dolores.

Hace algún tiempo conocí a una señora de unos 50 años que por su **escasez de cabello** llevaba una peluca. De esta manera hubiera acabado pronto con el resto de su cabello. Yo le dije que se lavara la cabeza con un cocimiento de Ortiga fresca y además con uno de raíces de Ortiga. La mujer siguió mi consejo y de semana en semana se pudo ver cómo su **cabello crecía** y se restablecía. Muy agradable y de gran provecho para todo tipo de cabello es el masaje con tintura de Ortigas, hecha de las raíces que se excavan en primavera u otoño, y muy fácil de preparar (véase bajo Modos de preparación »Lavado de cabeza« y »Tintura de Ortigas«). Yo misma me froto cada día la cabeza (cuero cabelludo) con esta tintura y me la llevo incluso cuando voy de viaje o a conferencias. El buen resultado es visible: El cuero cabelludo está libre de caspa, el cabello crece en abundancia y es suave y brillante.

La Ortiga también se emplea con eficacia para curar **vasoconstricciones.** Muchas de las personas que padecen esa enfermedad podrían evitar la amputación de la pierna, si hicieran a tiempo pediluvios con raíces de Ortiga (véase en »Modos de preparación«).

Cada calambre o espasmo, venga de donde sea, se debe a un **trastorno de la circulación de la sangre.** En estos casos se recomiendan baños y abluciones con cocimientos de Ortiga. Lo mismo vale en el caso especial de la **vasoconstricción coronaria.** El enfermo se inclina sobre la bañera y se lava con un cocimiento de Ortiga tibio la zona del corazón, dándose suaves masajes.

Una señora de Bavaria que tenía 51 años padecía desde hacía 28 años de una **fístula** y últimamente había empeorado considerablemente. El profesor que la examinó estaba en duda sobre el resultado de una operación, dado que la fístula se encontraba en la cara sobre el pómulo. En 1978 consultó esta infeliz mujer a un curandero, que sobre todo se mostró comprensivo. Le ordenó una alimentación a base de verdura y fruta cruda, un régimen de respiración curativa y psicocibernética. La mujer mejoró pero no se curó. En marzo de 1979 empezó a recolectar ella misma las primeras Ortigas y bebió cada día 3 tazas de infusión, mezclada cada una con una cucharadita de la tintura de Hierbas Suecas. El 28 de noviembre de 1979 me escribe: »Dentro de los siguientes 15 días se cicatrizó mi fístula de la mejilla y los dolores habían desaparecido por completo. Y así ha quedado todo hasta hoy«.

Me llena de alegría el hecho de que tanta gente haya podido comprobar con su propio cuerpo las virtudes medicinales de la Ortiga. Por ejemplo me escribió hace poco una mujer diciendo que había tomado durante varios meses cada día tisana de Ortiga con el resultado que se le quitó toda clase de agotamiento y cansancio, a pesar de su duro trabajo cotidiano, y además desapareció un **ojo de pollo** lleno de pus, que le había causado dolores hasta el muslo, y que por estar recargada de trabajo no había podido curar; también desapareció una **micosis de la uña** (hongo) que hubiera tenido que dejarse operar pero nunca pudo decidirse. ¡Para que se vea cómo cura la buena Ortiga, limpiando y reconstituyendo la sangre! No se debe cesar de llamar la atención sobre ella.

Otra mujer me escribió que la Ortiga la curó de un **eczema** que la había hecho sufrir muchos años. Cartas como éstas son rayos de esperanza en mi vida. Me demuestran que nuestras buenas hierbas medicinales no dejan nunca de ayudarnos, sea donde sea.

Una vez vino a verme un hombre de cierta edad, con lágrimas en los ojos. Me contó que hacía tres años cogió una gripe y desde entonces tenía la orina de color marrón oscuro y sufría de **dolores de cabeza** insoportables. La cantidad de tabletas que tomaba así como las inyecciones que le daban últimamente para la cabeza no le ayudaban. Al contrario, el dolor de cabeza había aumentado de tal manera que el hombre estaba a punto de suicidarse. Yo le di ánimo y le aconsejé que tomara tisana de Ortiga recién cogida – 2,5 l. a lo largo de todo el día. Al cabo de cuatro días me anunció por teléfono que los dolores de cabeza habían desaparecido por completo. Más tarde supe que después de la cura de Ortiga se encontraba mejor que antes de la gripe. ¡Aproveche usted también los primeros brotes de la Ortiga, sobre todo en la primavera, y haga con ellos una **cura de depuración!** Se quedará sorprendido de lo bien que le sentará.

Una monja de la orden de Santa Isabel siguió igualmente mis consejos y se admiró del buen resultado. Las **manchas** que tenía en la parte de la barriga y de los riñones, acompañadas de un fuerte

picor, que no llegaban a curarse, se le quitaron al poco tiempo gracias a la tisana de Ortiga junto con una dieta para el hígado. En un caso parecido también ayudó rápidamente la tisana de Ortiga.

De una carta de Carintia cito las siguientes palabras: »Infinitas gracias por la ayuda inestimable que tuve por sus consejos. En los 19 años que duró mi enfermedad estuve en muchas clínicas neurológicas de toda Austria. Ningún médico pudo decirme lo que tenía, ni mucho menos ayudarme. He bebido durante una semana tisana de Ortiga y como por milagro ha desaparecido mi enfermedad como si jamás la hubiera tenido. ¡Dios se lo pague!« Los hechos que acabo de presentar demuestran lo rápido que pueden ayudar nuestras hierbas medicinales. Pero hay que tener en cuenta que en el caso de enfermedades graves no ayuda una sola taza diaria, sino que hay que beber por lo menos 2 litros, a sorbos, a lo largo del día.

Una comerciante me contó que cada vez que se iba de excursión o de viaje, incluidos los viajes de negocios, se llevaba un termo con tisana de Ortiga. Para ella es un remedio insustituible. No solo quita la sed, mejor que otra bebida, sino que refresca y combate el **cansancio.**

Otra indicación de interés: Contra los dolores de **ciática, lumbago** y **neuritis** de los miembros se emplean las Ortigas recién arrancadas, vivas, rozando con ellas suavemente las partes dolorosas. En el caso de ciática, por ejemplo, se sacude la planta fresca suavemente y despacio sobre la piel, empezando por el tobillo y siguiendo la parte exterior de la pierna hasta la cadera y desde allí pasando por la parte interior de la pierna hasta el talón del pie. Esto se repite dos veces y finalmente se da una pasada de la cadera hacia abajo y a través de las nalgas. En otras partes afectadas se procede de la misma manera. Al final se echan polvos de talco.

¿No tenemos que agradecerle al Señor el habernos dado una planta tan milagrosa? Hoy en día, todos van con prisas y no hacen caso de esta planta; prefieren tomar sedativos y esto en cantidades exageradas. Sin embargo, estas hierbas tan buenas, que han caído en olvido, son muchas veces el único remedio.

Finalmente quisiera añadir otra experiencia que tuve y que me impresionó mucho. En nuestra pequeña ciudad conocí a una señora mayor que me contó que el médico le había diagnosticado **cáncer de estómago.** A causa de su edad avanzada no se decidió a operarse. En esto, alguien le aconsejó que tomara tisana de Ortiga. Así que cada día iba a su huerto y cogía un puñado de Ortigas, que se criaban en gran cantidad a lo largo de la valla. Cuando después de algún tiempo fue a ver al médico, éste preguntó sorprendido: »¿Pero usted se ha operado? ¡Si no se ve ninguna cicatriz!« Las excrecencias cancerosas habían desaparecido del todo y la anciana pudo gozar de una vejez tranquila. Pero no es necesario que lleguemos hasta tal punto, porque nunca podrá formarse un **tumor maligno** si ingerimos en intervalos regulares los maravillosos poderes de nuestra Ortiga en forma de infusión.

Por último otro buen consejo: Empiece a partir de hoy con una cura de Ortiga. Las hierbas desecadas se venden en cada farmacia o herboristería. ¡Que vuelvan las plantas medicinales a nuestras casas! ¡Decídase! ¡Cuando llegue la primavera póngase unos guantes, coja sus tijeras y salga a la divina naturaleza! Es una gran satisfacción coger uno mismo las Ortigas al aire libre. La experiencia ha demostrado que cuanto más frescas son las plantas, más eficacia tienen. No olvide de proveerse para el invierno: para este propósito debería cogerlas en mayo. ¡Alégrese de que sea capaz de hacer usted mismo algo por su salud!

Un lector alemán escribe: »Mi vecino utiliza la Ortiga para exterminar insectos y parásitos de su huerto. Mete una gran cantidad de Ortigas en un depósito de unos 300 litros con agua (naturalmente se puede hacer menos) y las deja bastante tiempo en remojo. Con esta agua de Ortigas riega repetidas veces sus plantas y así las mantiene libres de insectos sin tener que utilizar productos químicos. Incluso las zanahorias ya no tienen gusanos.«

Desgraciadamente hay algunos campesinos que sirviéndose de herbicidas han empezado a eliminar las Ortigas que se crían a orillas de bosques y praderas, lejos de carreteras y otros orígenes de contaminación. Los venenos peligrosos para el hombre llegan de este modo hasta los rincones más salvajes de los bosques. Ni siquiera piensan que con estos métodos matan también pájaros e insectos. Es una lástima que los campesinos no sigan cortando las Ortigas con sus guadañas. ¡Qué ciegos nos hemos vuelto!

Modos de preparación – Ortiga mayor

Infusión: 1 cucharadita llena para ¼ l. de agua, sólo escaldar, dejar reposar brevemente.

Tintura: Las raíces, que se excavan en primavera o en otoño, se limpian con un cepillo, se trituran y se meten en una botella. Cubierto todo con aguardiente de 38–40 º se deja 15 días al sol o cerca de una fuente de calor.

Baños de pies: Dos puñados de Ortigas frescas (tallos y hojas) y dos puñados de raíces bien limpias se ponen durante la noche en 5 l. de agua a remojo; al día siguiente se calienta todo hasta que rompa a hervir. Los pies se bañan sin sacar las plantas, y lo más caliente que se pueda soportar. Este baño se puede utilizar dos o tres veces, si se vuelve a calentar.

Lavado de cabeza: De 8 a 10 puñados de Ortigas frescas o desecadas se ponen en una olla con unos 5 l. de agua y se calienta todo a fuego lento. Cuando empiece a hervir se retira del fuego y se deja reposar 5 minutos. Si se emplean raíces, hay que poner dos puñados con agua fría a remojo, calentarlas al día siguiente hasta que comiencen a hervir y dejarlo reposar todo 10 minutos. ¡Utilice jabón duro!

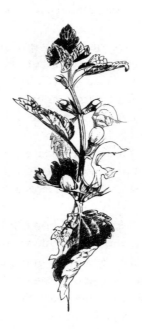

Ortiga muerta amarilla
Lamium galeobdolon

Esta planta se cría en los bosques húmedos, en los ribazos, junto a los sotos y vallados, en los lugares incultos inmediatos a las habitaciones humanas, es decir, en los mismos sitios en que suele crecer la Ortiga. Florece en abril y mayo, en las regiones altas, más tarde. De la cepa vivaz brotan unos tallos empinados que alcanzan unos 50 cm. de altura con las hojas opuestas de figura ovalada y con grandes dientes en los bordes. Las flores se aglomeran en los encuentros de las hojas, agrupadas en forma de rodajuelas. Se recolectan las hojas y las flores.

La Ortiga blanca *(Lamium album)* es, al igual que la amarilla, una planta medicinal de gran prestigio. Florece de mayo hasta octubre a orillas de los caminos, en las escombreras y terraplenes. Se recolectan las hojas, pero sobre todo las flores. La infusión ayuda en los casos de graves **trastornos abdominales** y de la **menstruación**, tomando 2 tazas al día. También es un **purificante de la sangre**, combate el **insomnio nervioso** y es un remedio eficaz contra toda clase de **enfermedades de la mujer**. Las que padecen continuamente de **afecciones del bajo vientre** y las chicas jóvenes deberían de tener esta infusión en gran estima.

Las flores y hojas de la Ortiga amarilla se utilizan contra males parecidos, sobre todo contra la **retención de orina**, los dolores y el **escozor al orinar**, las graves **afecciones de los riñones** y el **hidrocardias**. Las flores se emplean contra las **indigestiones, la escrofulosis** y las **erupciones de la piel**. En estos casos se bebe una taza por la mañana. Contra las úlceras y las **varices** se aplican compresas empapadas con la infusión.

La Ortiga amarilla es un remedio muy indicado contra el **espasmo de la vejiga** en los ancianos; asimismo se recomienda en los **catarros de la vejiga** y en la **nefritis**. Un baño de asiento con tisana de esta hierba aporta un gran alivio.

Una mezcla de tisana compuesta de Ortiga amarilla, Galio y Vara de oro, en partes iguales, actúa favorablemente en los trastornos debidos a la **cirrosis renal incurable**, en la **purificación de los riñones** y en los enfermos sometidos a **diálisis** (riñón artificial).

Modos de preparación – Ortiga muerta amarilla

Infusión: Una cucharadita repleta por cada ¼ l. de agua; sólo escaldar y reposar brevemente.

Compresas: Se empapan las compresas en una tisana hecha de tres cucharaditas colmadas de hierba por cada ½ l. de agua; escaldar y reposar un poco.

Baños de asiento: Véase en Generalidades »Baños de asiento«. (Se utiliza toda la planta.)

Mezcla de tisana: Ortiga muerta amarilla, Galio y Vara de oro se mezclan en partes iguales y se prepara una infusión con una cucharadita repleta de hierba por cada ¼ l. de agua hirviendo.

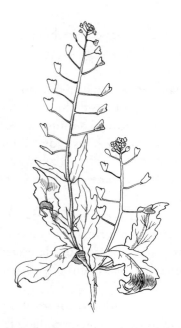

Pan y quesillo
Capsella bursa-pastoris

Esta hierba medicinal de tanto valor, que se cría en caminos, prados, baldíos, ribazos, campos y huertos, la consideran casi todos una hierba mala, muy molesta. Apenas se remueve la tierra – por ejemplo para construir una casa – ya brota, casi de un día al otro, el Pan y quesillo.

Algunos de sus nombres vulgares son: Pan y queso, Pan y lechuga, Bolas de pastor, Jaramago blanco. Es una planta de uno hasta dos palmos de altura con las hojas irregularmente dentadas y ordenadas en roseta, parecido al Diente de león. Las flores pequeñitas y blanquecinas forman un corimbo que se va estirando hasta formar un largo racimo de frutos; éstos, que tienen la forma de un corazoncito, están cogidos de unos rabillos finitos, y al tacto parecen ser de cuero. A las gallinas les gustan con delirio estas bolsitas. En cuanto se va la nieve y el hielo, aparece de nuevo nuestro Pan y quesillo, fresco y verde.

La tisana de Pan y quesillo, bebida en cantidades de 2–3 tazas diarias, detiene toda suerte de **flujos de sangre**, como por ejemplo **hemorragias nasales, estomáticas e intestinales**, y regulariza el **flujo menstrual.** El cocimiento de Pan y quesillo corta la sangre de heridas que no dejan de sangrar, de una manera sorprendente.

Para evitar demasiadas pérdidas de sangre se toma, empezando unos 10 días antes de la **menstruación,** 2 tazas de tisana por día (1 cucharadita llena de Pan y quesillo por cada taza). Esta tisana también ayuda a regular el período en la **pubertad.** Durante la **menopausia** cada mujer debería tomar dos tazas al día, cuatro semanas seguidas, después interrumpir la cura por tres semanas y empezar de nuevo con el ciclo.

Almorranas sangrantes se curan con pequeñas lavativas, baños de asiento y lavados con un cocimiento tibio de Pan y quesillo. Las madres que tienen los **pechos hinchados** por estar criando deberían de hacerse cataplasmas calientes de Pan y quesillo recién cogido y reblandecido al vapor; las hierbas calientes se envuelven en un pedazo de lienzo y se aplican. Contra la **hemorragia renal** hay un remedio muy bueno: 2 tazas de tisana al día, de una mezcla de Pan y quesillo y Cola de caballo (mitad y mitad).

El Pan y quesillo es una planta que, al igual que el Muérdago, regula la circulación de la sangre, por lo que es un remedio indicado contra la **tensión alta** y también contra la **tensión baja.** Mientras que el Muérdago se prepara en maceración, es decir dejándolo toda una noche a remojo en agua fría, el Pan y quesillo se toma en infusión. Se van tomando dos tazas al día hasta que la circulación de la sangre se normalice. El mismo efecto beneficioso que el Muérdago tiene el Pan y quesillo en los casos de **menorragia;** aquí también se toma la tisana sólo una temporada.

En todas las **enfermedades musculares exteriores** nos proporciona esta planta una gran ayuda. Es curioso que en casi ninguno de los herbarios modernos se encuentre algo sobre este hecho.

Hace algunos años me regaló un señor mayor un herbario antiguo, hermoso, con grabados y dibujos únicos. Pero sucedió que, ocupada desde la mañana hasta la noche, sólo lo hojeé una sola vez. Un día, a medianoche, me desperté bruscamente; tenía la sensación de que alguien me había sacudido suavemente las espaldas. De repente me vino la idea: »Ya hace medio año que tengo el herbario y aún no me he dedicado a estudiarlo.« Despierta ya del todo, me senté con el libro cómodamente en un sillón y me puse a hojearlo. Lo primero que me llamó la atención fueron las siguientes palabras: »Cuando ya no ayuda nada en el caso de **atrofia muscular o articular,** toma Pan y quesillo, córtalo a pedacitos y déjalo macerar durante 10 días en aguardiente, al sol o cerca de la lumbre; con esta tintura te frotas varias veces al día y tomas además tisana de Pie de león.« Cerré el libro como si sólo me hubiera levantado para leer esas líneas – entonces no fui consciente de ello –, y después de guardarlo me acosté y volví a dormirme. A los pocos días me llegó una llamada telefónica desde Viena: »¿Puede usted ayudarme? Tengo 52 años, soy enfermera pero desde hace dos años estoy jubilada por incapacidad. Una **atrofia muscular** me ha dejado totalmente inhábil.« Le recomendé la receta arriba mencionada. Al cabo de tres semanas vino la mujer, ya curada, a verme, y entonces supe que aquel día que yo me desperté a medianoche la mujer había hecho una peregrinación a San Damiano en Italia. A la vuelta, un señor que la vio tan enferma le dio mi dirección. Poco tiempo después se había restablecido de tal manera que pudo reemprender su trabajo como enfermera.

He aquí otra llamada, de otra parte de Austria: »Tengo 62 años, a causa de una **relajación del esfínter** tuve el año pasado un **prolapso intestinal** por lo que fui operada. Este año, en otoño me ha vuelto a pasar lo mismo; día y noche tengo dolores desde el ombligo hasta las caderas, como si me partieran con una sierra. Los médicos del hospital se negaron a operarme por segunda vez, porque no tenía sentido.« Yo pensé enseguida en el Pan y quesillo, este don de Dios, y le aconsejé a la mujer que bebiera 4 tazas de tisana de Pie de león para consolidar por vía interna la musculatura; para el uso externo le recomendé fricciones con tintura de Pan y quesillo; además le dije que tomara tres veces al día, cada vez 10 gotas de esta tintura, bebidas con un poco de tisana. Hasta que la tintura de Pan y quesillo estuviera lista, lo que tardaría 10 días, podía hacerse compresas de Hierbas Suecas. Qué grande fue mi sorpresa cuando al cabo de algún tiempo me llamó la mujer diciéndome que ya estaba curada. El prolapso intestinal se había retirado completamente, el esfínter funcionaba otra vez normalmente y aquellos dolores insoportables en las caderas desaparecieron a los dos días de empezar con la cura. Como en el teléfono me quedé tan atónita que casi no pude hablar, vino la mujer dos días después a verme para expresar personalmente su alegría. ¡Cuánto nos ayudan las hierbas de la farmacia del Señor! ¡Qué maravillas hacen! ¡Y todo por la gracia del Creador!

Otra mujer austriaca me escribió: »Después de una de sus conferencias le pedí un consejo acerca de una **hernia inguinal** de 10 cm. de largo, 3 ó 4 cm. de ancho y lo mismo de espesor. Puse Pan y quesillo a macerar y mientras tanto me aplicaba compresas de Hierbas Suecas. Después empecé a untarme la parte enferma con tintura de Pan y quesillo y bebía cada día 4 tazas de tisana de Pie de león. La cura duró seis semanas. Como soy campesina no pude cuidarme mucho, y menos aún en la época de la recolección, por lo que llevaba faja para el trabajo. Después de los primeros doce días de la cura ya no se veía nada de la hernia, pero todavía me dolía. Dos meses más tarde también desaparecieron los dolores. Así que pude curarme la hernia inguinal sin operación.« El doctor Erich Röhling, que había sido el director de un sanatorio de Bavaria, se quedó muy impresionado al leer esta carta y un día vino a visitarme. Comentó que desde el punto de vista médico las hernias inguinales hasta la fecha sólo se podían curar mediante operación.

Para combatir el **descenso del útero** recomiendo, en uso interno, 4 tazas de tisana de Pie de león diarias y en uso externo, tintura de Pan y quesillo en forma de fricciones. Estas se empiezan en la parte exterior de la vulva y se extiende hacia el bajo vientre. Quisiera subrayar que esta tintura se prepara con Pan y quesillo recién cogido. ¡Contra enfermedades musculares tan graves sólo ayudan rápidamente y con certeza hierbas recién cogidas!

Modos de preparación – Pan y quesillo

Infusión: 1 cucharadita llena por cada ¼ l. de agua, escaldar y dejar reposar brevemente.
Baños de asiento: Véase Generalidades, »Baños de asiento«.
Cataplasmas al vapor: Dos puñados de Pan y quesillo (preferentemente fresco) se ponen en un colador y se dejan reblandecer al vapor. La hierba caliente se envuelve en un lienzo y se aplica a la parte enferma.
Tintura: Se llena una botella, hasta el gollete, de Pan y quesillo recién cogido (toda la planta menos la raíz) y reducido a trocitos, y se echa aguardiente de 38–40 º hasta que esté todo bien cubierto; macerar 15 días al sol o a la lumbre.

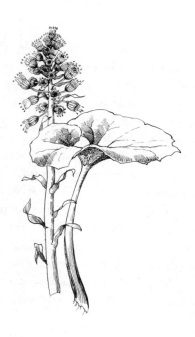

Petasita
Petasites officinalis

La Petasita, o Petasites, se cría a orillas de ríos y arroyos en los linderos de los bosques y en laderas umbrías. Pertenece a la familia de la Fárfara, pero es mucho más grande; las hojas, ligeramente dentadas, tienen el tamaño de un sombrero ancho y por debajo están cubiertas con un vello gris. Las florecillas, de color blancuzco hasta rosa pálido, se aglomeran en la parte superior del tallo.

Antes de la floración se recolectan las raíces, que quitan las calenturas y en los tiempos de las grandes pestes gozaban de gran prestigio. La maceración de estas raíces es sudorífica y se emplea para combatir la **fiebre**, la **disnea**, la **gota** y la **epilepsia**. Se toman a lo largo del día dos tazas a sorbos.

Las grandes hojas recién cogidas se utilizan en forma de cataplasmas para curar **torsiones, luxaciones** y **llagas en los pies**, así como toda clase de **gangrena, úlceras malignas** y **heridas ardientes**.

Modos de preparación – Petasita

Maceración: 1 cucharadita rasa de raíces de Petasita se deja macerar en ¼ l. de agua de un día a otro, se calienta un poco y se cuela.

Cataplasmas: Se machacan las hojas frescas y lavadas, y se aplican a las partes enfermas. Esto se repite varias veces.

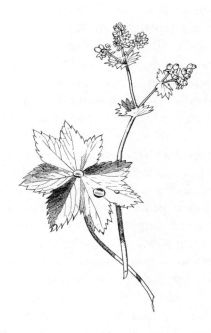

Pie de león
Alchemilla vulgaris

Se conoce también bajo los nombres de Alquemila, Pata de lobo o Patilobo y se cría sobre todo a las orillas de bosques y caminos en ribazos y prados húmedos, de tierras altas, y en las cordilleras.

La planta tiene hojas semicirculares de 7 hasta 9 lóbulos, sostenidas por un rabillo no muy largo. Las florecillas modestas, verdeamarillentas, se aglomeran en las ramitas terminales del tallo a partir del mes de mayo en adelante, según la altitud donde se cría.

En algunas regiones se hacen para el día del Corpus coronitas de Pie de León con las que se adorna en las casas la cabeza del Cristo crucificado. A veces se encuentran las hojas abiertas del todo y extendidas sobre la tierra y por la mañana aparece en el centro una gota de rocío, reluciente como una perla. Esta hierba es una de las más apreciadas por las mujeres. A esto aluden los nombres alemanes – Frauenmantel, Frauenheil, Marienkraut – y desde los comienzos de la era cristiana está dedicada a la Virgen María. En alturas de más de mil metros se encuentra una variedad plateada de esta planta, que se cría tanto en las tierras sin cal como en las calizas. De estas dos plantas se recolectan durante la floración las flores y las hojas, más tarde sólo las hojas, y se pone todo a desecar en el desván.

El Pie de león no sólo ejerce un efecto favorable en los casos de **trastornos de la menstruación, flujo blanco, dolores del bajo vientre** e **indisposiciones durante la menopausia**, sino que ayuda también, junto con la Milenrama, a regular la menstruación a los comienzos de la **pubertad**. Si en una joven no se establecen regularmente las reglas, a pesar de tomar medicamentos, hay que administrarle una tisana compuesta de Pie de león y Milenrama (mitad y mitad). Con este remedio se equilibrará su organismo.

El Pie de león es astringente y cura rápidamente. Se emplea también como remedio diurético y carditónico, combate la **fiebre traumática** y ayuda a cicatrizar **heridas supurantes y úlceras infectadas**. La tisana de Pie de león es uno de los mejores remedios para después de la **extracción de dientes**; lavando con ella unas cuantas veces la herida, la cura al cabo de un día. También combate la **miastenia** y **debilidad de los miembros** y ayuda a curar la **anemia**.

Una gran ayuda para las mujeres es el Pie de león en casos de **lesiones debidas al parto, relajación del bajo vientre** después de partos difíciles o para estabilizar el feto y **fortalecer los ligamentos uterinos** en mujeres **propensas a abortos**. Estas mujeres deberían tomar tisana de Pie de león a partir del tercer mes. Es una panacea para todas las enfermedades ginecológicas y ayuda incluso en casos de **descenso de la matriz** y **hernia inguinal** junto con la hierba Pan y quesillo. En estos últimos casos se toman 4 tazas de tisana de Pie de león repartidas a lo largo del día a pequeños tragos y procurando prepararla con la hierba recién cogida. Además se frotan las partes enfermas con tintura de Pan y quesillo (véase en Modos de preparación de »Pan y quesillo«).

En el descenso del útero se empieza con la fricción en la parte externa de la vulva y se continúa hacia arriba; para este mal recomiendo que se tomen simultáneamente baños de asiento de Milenrama (100 g. de hierbas para un baño; tres baños por semana, ya que se pueden volver a calentar y utilizar dos veces más).

Nuestros antepasados empleaban esta hierba tanto en uso externo como interno para curar heridas y llagas, **epilepsia** y **hernias**. He aquí un pasaje de un herbario muy antiguo: »Quien tenga una quebradura, sea joven o viejo, que deje hervir dos puñados de Pie de león en tres cuartillas de agua el tiempo que necesita un huevo hasta que esté duro, y lo beba.« En la medicina popular de hoy ha reconquistado la planta el puesto que le corresponde. Sobre todo el padre suizo Künzle la pone de relieve: »Si esta planta medicinal se empleara a tiempo y durante una cierta temporada se podrían evitar dos tercios de todas las operaciones que se hacen a las mujeres; porque esta hierba cura todas las **inflamaciones del bajo vientre, fiebre, gangrena, supuraciones, úlceras** y **hernias**. Cada mujer que esté de parto debería beber durante 8 ó 10 días una buena cantidad de esta hierba; muchos niños tendrían aún su madre y muchos viudos afligidos, su mujer, si hubieran conocido este don divino. Machacada y aplicada en forma de cataplasma cura las **llagas, heridas punzantes** y **cortes**. Los niños que a pesar de una buena alimentación siguen teniendo la musculatura floja, cobran fuerzas con el uso continuo de esta tisana.«

El Pie de león que se cría a ciertas alturas tiene las hojas plateadas por debajo. Esta variedad se recomienda sobre todo contra la **obesidad**; dos o tres tazas por día tienen muy buen efecto. También ayuda mucho contra el **insomnio**. **Diabéticos** deberían de beberla a menudo. **Niños flojos** se fortalecen de día en día si se añade el cocimiento de Pie de león a su baño; mejor aún es la planta que se cría en las montañas. Se toman unos 200 g. de hierbas por baño (Véase en Generalidades »Baños de cuerpo«).

Combinado con Pan y quesillo, cura el Pie de león, según se indica en el capítulo »Pan y quesillo«, **enfermedades incurables de los músculos** así como la **atrofia muscular**. También se emplea contra la **esclerosis múltiple**.

Por una carta que me llegó del este de Austria me enteré de que la tisana de Pie de león, bebida y aplicada en forma de lavados en la parte externa del corazón, trajo una mejora considerable en graves **afecciones de la musculatura cardíaca**.

Así ha hecho crecer nuestro Creador en su gracia una hierba para cada mal. ¡Cuánto se lo tenemos que agradecer!

Infusión: 1 cucharadita llena de hierbas por cada ¼ l. de agua. Sólo escaldar y dejar reposar brevemente.

Cataplasmas: Se lava una cantidad apropiada de la planta fresca, se machaca y se aplica a las partes enfermas del cuerpo.

Baños: Para un baño de cuerpo se toman 200 g. de hierbas secas o unos puñados de la planta fresca, se deja macerar en un cubo con agua fría durante la noche y después de calentarlo todo se cuela y se añade el líquido al agua del baño (véase también en Generalidades »Baños de cuerpo«).

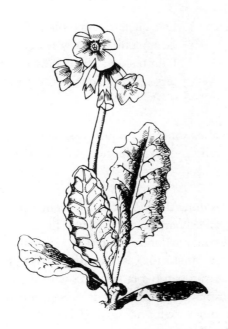

Primavera
Primula veris

Las flores doradas de esta planta despiden un olor agradable a miel y forman un ramillete que nace en el extremo de un bohordo de 10 a 20 cm. de altura. Las hojas se agrupan en forma de una roseta alrededor del largo tallito. Otros nombres populares son: Flor de primavera, Hierba de San Pablo y Hierba de la parálisis. Se cría en los prados y bosques de regiones montañosas del norte del país y sobre todo en los Alpes.

La »*Primula elatior*« es otra variedad que también está muy difundida y crece en casi todos los prados y linderos de los bosques de las regiones del norte. Las flores huelen muy poco, son de color amarillo claro y forman también un ramillete en el extremo de un tallo muy largo. Tiene las mismas virtudes curativas y el mismo uso que la Primavera.

Una tercera variedad es la »*Primula aurícula*«, que pertenece a la flora de los Alpes y está rigurosamente protegida, por lo que no se puede recolectar.

En una reunión mi vecino de mesa me contó que estaba sometido a una cura en Gallsbach. Era su única esperanza. Pero aunque ya se acercaba el final de la cura no veía ninguna mejoría y no sabía qué hacer. A pesar de los somníferos tan fuertes que tomaba no conseguía dormir. Los médicos que había consultado en Linz y en Viena no le podían liberar de su mal. Cuando por la noche se acostaba rendido en la cama, le daban unos dolores tan fuertes en el pie como si alguien le clavara allí la brasa de un cigarrillo encendido. Eso le abatía el cuerpo y el alma y estaba desesperado. Yo le dije que conocía una infusión muy eficaz contra el **insomnio,** pero no estaba segura si esas hierbas le harían enseguida efecto después de haber estado tomando el hombre durante tanto tiempo somníferos tan fuertes. El lo probó. Cuando hicimos amistad era el 7 de diciembre de 1976. Una semana después fui a ver a unos de sus amigos, los cuales al recibirme me contaron muy contentos que nuestro amigo común por fin había conseguido dormir normalmente y que los dolores en el pie también habían desaparecido. La infusión había restablecido en poco tiempo su salud y le había quitado todos los **trastornos nerviosos.** Su médico le rogó que le diera la receta de esa infusión especial contra el insomnio:

Tisana contra el insomnio

50 g. de Primavera	Una cucharadita repleta de esta mezcla se escalda con ¼ l.
25 g. de flores de Espliego	de agua hirviendo y se deja reposar durante 3 minutos.
10 g. de Hipérico	La infusión se bebe muy caliente, a sorbos, antes de acos-
15 g. de conos de Lúpulo	tarse. Se puede endulzar con un poco de miel.
5 g. de raíces de Valeriana	

Esta infusión se les aventaja a los somníferos químicos ya que éstos destruyen el sistema nervioso mientras que la tisana cura todas las **afecciones de los nervios.**

Mi madre recolectaba cada año las flores de la Primavera, porque conocía su efecto **tranquilizante** sobre el **corazón** y los **nervios.** Se coge sólo el ramillete de las flores. El padre Kneipp era un gran admirador de esta hierba. En un retrato se le ve con una flor de Primavera en la mano. Gracias a sus virtudes **purificantes de la sangre** elimina todas las sustancias tóxicas que provocan la **gota** y las **enfermedades reumáticas.** El padre Kneipp dice: »Quien sea propenso a la gota y el reuma que beba durante un cierto período una o dos tazas de infusión de Primavera. Los fuertes dolores se calmarán y con el tiempo se quitarán.«

La Primavera es además un tónico de los nervios y del corazón y calma las **jaquecas** y los **dolores de cabeza nerviosos,** actúa favorablemente contra la **miocarditis,** la **hidropesía** y en las personas propensas a la **apoplejía.** Un cocimiento de las raíces, mezclado con miel, constituye una buena tisana para los riñones, pues ayuda a eliminar los **cálculos.**

Recomiendo la siguiente infusión primaveral depuradora de la sangre:

Tisana primaveral depuradora

50 g. de Primavera	Una cucharadita de la mezcla se escalda con ¼ l. de agua
50 g. de brotes de Saúco*	hirviendo y se deja reposar tres minutos.
15 g. de hojas de Ortiga	Se beben 2 tazas diarias, a sorbos; si se quiere se endulza con
15 g. de raíces de	un poco de miel.
Diente de león	* se trata de las yemas que están abriéndose en primavera.

Contra los trastornos del corazón se puede preparar un vino muy bueno. Se llena una botella de 2 litros hasta el gollete (sin apretar) con flores de Primavera recién cogidas (los ramilletes enteros) y se cubre todo de un buen vino blanco. La botella se deja con el tapón flojo durante 15 días al sol. Cuando se tiene **trastornos cardiacos** se toma un trago de ese vino; los enfermos del corazón pueden tomar todo lo más 3 cucharadas soperas al día.

Infusión: 1 cucharadita colmada de hierba se escalda con ¼ l. de agua hirviendo y se deja reposar brevemente.

Vino para el corazón: Véase en el texto.

Tisana contra el insomnio: Véase la receta más arriba.

Tisana primaveral para depurar la sangre: Véase la receta más arriba.

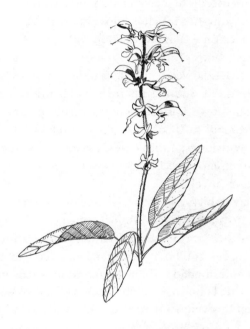

Salvia
Salvia officinalis

Esta planta, llamada también Savia, Selima o Salima fina, pertenece a la familia de las labiadas. Es original del sur de Europa y se suele cultivar en los huertos. La planta alcanza una altura de 30 a 70 cm. y tiene las flores agrupadas en rodajuelas; las hojas nacen enfrentadas, son vellosas y de color blanquecino y despiden un olor aromático más o menos fuerte según las variedades. Se debe plantar en lugares protegidos y soleados. Yo tengo la costumbre de cubrir la planta durante el invierno con unas ramas de abeto, para que no se hiele.

Otra variedad, la Salvia de los prados *(Salvia pratensis)*, se cría en los prados y ribazos. Desde lejos se ven brillar las flores hermosas de un azul muy intenso, que tienen un olor muy aromático. Las flores de la Salvia de los prados sólo se utilizan en gargarismos o para preparar un **vinagre de Salvia** (véase »Modos de preparación«). Este se emplea para darles fricciones tonificantes y aliviantes a los enfermos que están mucho tiempo en cama. Las hojas se recolectan antes de la floración, es decir en mayo. Ya que la planta produce en los días secos de sol aceites esenciales, hay que coger las hojas sólo cuando el sol está en lo alto; se desecan a la sombra.

Mucho más eficaz que la Salvia de los prados es la arriba mencionada **Salvia officinalis** de la que voy a tratar a continuación detalladamente. En los tiempos de nuestros antepasados ya gozaba de gran fama. Una sentencia del siglo XIII dice: »¿De qué podrá morir el hombre que tiene Salvia en el huerto?«

Su mismo nombre da una idea de la gran estima en que se tenía la planta desde tiempos remotos. La palabra »salvia« deriva del latino »salvare«, que es »curar«.

En un hermoso herbario antiguo podemos leer esta leyenda que pondera la gran reputación de la Salvia como hierba curativa: »Cuando la Madre de Dios tuvo que huir con el Niño Jesús, pidió ayuda a todas las flores del campo; pero ninguna le concedió amparo. En eso se inclinó hacia la Salvia y vio que allí podía encontrar refugio. Debajo de las hojas espesas se escondió con el niño y así estuvo bien protegida. Los esbirros de Herodes pasaron de largo y no la vieron. Una vez acabado el peligro, la Madre de Dios salió y llena de amor y gratitud le dijo a la planta: ›Desde hoy y hasta la eternidad serás la flor favorita del hombre. Te doy la virtud para curar todos sus males; sálvalos de la muerte como lo has hecho conmigo.‹

Desde aquellos tiempos esta hierbecilla sigue creciendo para ayudar y curar al hombre.«

Si alguien ha hecho, como yo, durante muchos años experiencias con las hierbas medicinales, pidiendo en casos difíciles la protección y la ayuda de Nuestra Madre de Dios, siente, guiada por su fe y confianza, que Ella tiende sus manos protegiendo nuestras plantas curativas.

La infusión de Salvia, bebida repetidas veces, fortalece todo el organismo, previene la **apoplejía** y es muy eficaz en las **parálisis.** Contra los **sudores nocturnos** es la única hierba, a parte del Espliego, que ayuda; cura la enfermedad que provoca los sudores nocturnos y como corroborante la gran **debilidad** que acompaña ese mal. Muchos médicos han reconocido las virtudes de la Salvia. La utilizan con buenos resultados en las **convulsiones,** en las **enfermedades de la médula** y de las **glándulas** y también contra el **temblor de los miembros.** En los casos arriba mencionados se toman 2 tazas, a sorbos espaciados, distribuidos durante el día.

La infusión también actúa favorablemente sobre el hígado enfermo y elimina los **gases** y las demás molestias debidas al hígado trastornado. También purifica la sangre, ayuda a expectorar, a **limpiar el estómago,** abre el **apetito,** corta la **diarrea** y cura las **indigestiones.**

Las **picaduras de insectos** se cubren con hojas frescas machacadas. En uso externo es un remedio excelente contra las **anginas,** las **enfermedades de la garganta,** los **focos purulentos en los dientes,** las **inflamaciones de la garganta y de la boca.** A muchos niños y adultos no se les hubiera tenido que extirpar las **amígdalas,** si se hubieran servido a tiempo de la Salvia. Cuando faltan las amígdalas, que normalmente hacen de policías del organismo, deteniendo y transformando las sustancias tóxicas del cuerpo, éstas actúan directamente sobre los riñones.

La tisana de Salvia ayuda también cuando los **dientes sangran** o están **poco firmes** y contra los flemones y la **atrofia de las encías.** En estos casos se hacen gárgaras o se aplica algodón empapado en tisana.

Para las personas **débiles de los nervios** y las mujeres con **enfermedades del bajo vientre** sería una gran ayuda si tomaran de vez en cuando un baño de asiento con Salvia (véase »Modos de preparación«).

A parte de su utilidad como planta curativa no hay que olvidar el empleo de la Salvia en la cocina como condimento riquísimo. Se añade en pequeñas cantidades, como el tomillo o la ajedrea, a las carnes grasas, como cerdo, oca o pavo. El venado también se puede aromatizar con una hojita. A los quesos de hierbas y las salsas también se debería añadir Salvia, aunque sólo fuera por la salud. En algunas regiones se hacen pastelitos de Salvia; se mezclan trocitos de Salvia con la pasta como se suele hacer con el anís.

Modos de preparación – Salvia

Infusión: 1 cucharadita de hierba por cada ¼ l. de agua; se escalda y se deja reposar brevemente.

Vinagre de Salvia: Se llena una botella hasta el gollete de flores de Salvia de los prados, se cubre todo de un buen vinagre y se deja macerar 15 días al sol o en un lugar cálido.

Baños de asiento: 4 puñados de hojas se ponen durante la noche a remojo en agua fría. Al día siguiente se calienta hasta que rompa a hervir, se cuela y se mezcla el líquido con el agua de baño (véase también en Generalidades »Baños de asiento«).

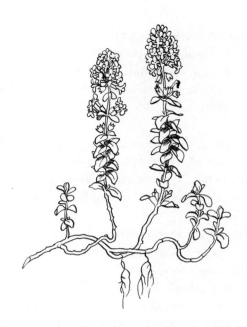

Serpol, Tomillo salvaje
Thymus serpyllum

El Serpol, con sus nombres populares Serpillo, Serpollo o Hierba luna, se cría en los collados y laderas de las montañas, en los linderos áridos de los bosques y, con preferencia, en los pequeños hormigueros. En busca del calor que necesita para su desarollo, le gustan los lugares pedregosos, expuestos al sol.

A mediodía, cuando el sol está en lo alto, las sumidades floridas del Serpol emanan un aroma delicado que atrae a los insectos y abejas. Estos cojinitos de color violeta siempre me han causado gran impresión y los adoro desde mi infancia.

Esta variedad del Tomillo ya se conocía y se apreciaba en la Antigüedad. La tradición lo describe de la siguiente manera: »El Serpol es sobre todo caliente y eficaz. Es **diurético** y favorece la **menstruación,** estimula los **abortos** y acelera en los partos normales la salida del niño de la matriz. La poción preparada con el Serpol limpia los órganos nobles del interior del cuerpo.«

La abadesa Hildegard von Bingen menciona el Serpol como remedio contra la **lepra,** las **parálisis** y las **enfermedades de los nervios.** Quien se acostumbre a tomar por la mañana en vez de café una taza de tisana de Serpol, notará muy pronto su efecto beneficioso: Se sentirá despejado, el estómago lo tendrá ligero, se le quitará la tos matutina y en fin, gozará de bienestar general.

Serpol, Manzanilla y Milenrama, recolectado todo a pleno sol y utilizado en forma de almohadillas de hierbas secas, ayudan a curar los **dolores neurálgicos de la cara.** Al mismo tiempo se bebe la infusión de estas hierbas. Si la neuralgia va acompañada de **espasmos,** se aplica también una almohadilla de Licopodio.

Un campesino de 79 años padecía desde hacía 27 años de una gravísima **neuralgia facial.** Ya se había operado varias veces en la cara. El mal lo contrajo cuando un día llegó del campo a casa todo calado, y sin quitarse la ropa mojada fue a una reunión muy urgente que tenía que presidir por su cargo de alcalde. En los últimos meses de su enfermedad, a causa de los fuertes dolores, se le torció la boca casi hasta la oreja. Primero se puso compresas de Hierbas Suecas, lo cual le proporcionó cierto alivio. Pero cuando empezó a emplear un saquito relleno con las hierbas arriba indicadas, cogidas a pleno sol, se mejoró de un día a otro. El hombre siguió bebiendo también la infusión de esas hierbas cuando la neuralgia había desaparecido.

Mi hijo, que tenía entonces 4 años, no se recuperaba después de un **tifus**. Durante dos años probamos varias cosas pero todo fue en vano. Después de un sólo baño de Serpol de 20 minutos, que alguien me había aconsejado, salió un nuevo niño de la bañera. Como si hubiera apretado un botón, todo su mal cayó de sus espaldas como cae un abrigo al suelo y desde aquel día el niño floreció visiblemente.

El Serpol se recolecta durante la floración, que empieza en el mes de mayo y prosigue durante varios meses, según las localidades; cuanto más sol le da en el momento de cogerlo, más eficaz es. Las flores se pueden poner a macerar en una botella con aceite. También se puede preparar un jarabe.

El aceite de Serpol se emplea en las **parálisis**, las **apoplejías**, la **esclerosis múltiple**, la **atrofia muscular**, el **reumatismo** y las **torceduras**.

Contra los **cólicos del estómago** y la **menstruación dolorosa**, así como las **convulsiones del bajo vientre** se recomienda el Serpol tanto en uso interno como externo. Se beben 2 tazas durante el día y se aplica en el caso de convulsiones una almohadilla rellena con flores de Serpol, cogidas a pleno sol y desecadas. Antes de dormir se calienta la almohadilla en una sartén limpia y se aplica sobre el estómago o el vientre. Estos saquitos se emplean también en los **tumores** y las **magulladuras**.

El Serpol mezclado con Llantén es un remedio muy indicado y probado contra las **enfermedades de las vías respiratorias.** En los más graves catarros y **asmas bronquiales**, incluso en la **tos ferina** ayuda una infusión de Serpol y Llantén, en partes iguales, mezclada con limón y azúcar cande. Se prepara 4 ó 5 veces al día, cada vez fresco. En los casos en que hay peligro de **pulmonía** se toma de esta infusión cada hora un trago y los efectos se verán al poco tiempo. Menos mal que muchas madres no han olvidado el Serpol. Por otra parte no se toma en consideración que las bebidas frías que se dan a veces a los niños directamente de la nevera pueden causarles **bronquitis crónica**, que más adelante puede degenerar en un **enfisema** acompañado de graves dificultades respiratorias.

La tintura de Serpol (véase »Modos de preparación«) se usa para frotarles los miembros a los **niños débiles;** los enfermos de **esclerosis múltiple** también deberían hacer estas fricciones.

Cuánta pena se le podría evitar a muchas familias, si sometieran a los niños enfermos a tiempo a un tratamiento de Serpol, sea con infusión, sea con baños. Muchos niños intranquilos o nerviosos se calman y se duermen tranquilamente después de un baño de Serpol. Pero también personas mayores con **irritaciones de los nervios** o **depresiones** se recuperan en poco tiempo con estos baños.

No hay que dejar de mencionar que el Serpol es un remedio muy aconsejable para combatir el **alcoholismo:** Se echa 1 litro de agua hirviendo sobre 2 puñados de Serpol, se tapa y se deja reposar dos minutos. La infusión se pone en un termo y se le va administrando al alcohólico cada cuarto de hora una cucharada. Se manifestarán los siguientes síntomas: náuseas, vómitos, fuerte diarrea, sudores y mucha orina; al mismo tiempo gran apetito y sed. En caso de recaídas, inevitables al principio pero con el tiempo menos frecuentes, se debe repetir la cura.

El Serpol se recomienda asimismo contra los **ataques epilépticos**. La infusión – dos tazas diarias – no se toma en los ataques, sino a lo largo del año en forma de curas de 2 ó 3 semanas con interrupciones de 10 días.

El jarabe de Serpol es un remedio maravilloso y sano contra los **resfriados;** se toma antes de las comidas.

Modos de preparación – Serpol, Tomillo salvaje

Infusión: Una cucharadita de hierba se escalda con ¼ l. de agua hirviendo y se deja reposar brevemente.
Baño: 200 g. de hierba para un baño de cuerpo (véase en Generalidades »Baños de cuerpo«).

Tintura de Serpol: Con las sumidades floríferas cogidas a pleno sol se llena sin apretar una botella hasta el gollete y se cubre todo de un aguardiente o alcohol de 38–40 º; se deja macerar 15 días al sol.

Aceite de Serpol: Las sumidades floríferas recolectadas cuando el sol está en lo alto se meten sin apretar en una botella y se cubre todo de aceite de oliva virgen, de modo que éste sobrepase en dos dedos el nivel de las hierbas. Se deja macerar 15 días al sol o en un lugar cálido.

Almohadillas: Un saquito de tela se llena con las hierbas secas y se cose.

Jarabe de Serpol: En un bote de cristal se van poniendo capas de flores y tallos (humedecidos con las manos mojadas) y azúcar moreno; se va apretando hasta llenar bien el bote. Después se deja aprox. 3 semanas al sol. Al colarlo se humedecen las hierbas embebidas de azúcar con un poco de agua, que se añade al jarabe. Por último se deja evaporar a fuego lento evitando que hierba. El jarabe no debe resultar ni demasiado claro ni demasiado espeso; por eso hay que dejarlo enfriar una o dos veces para comprobar su consistencia.

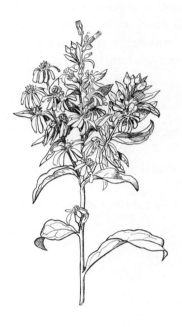

Vara de oro
Solidago virgaurea

Esta planta medicinal se cría en los linderos y calveros de los bosques, en ribazos y a orillas de acequias. El tallo se ramifica en la parte superior y lleva un ramillete espeso de cabezuelas de flores de color amarillo dorado; la planta puede alcanzar hasta 80 cm. de altura. Las flores se recolectan en los meses de julio hasta octubre y se emplean contra la **enterorragia** y otras **afecciones intestinales.** Pero en primer lugar se considera esta hierba como un remedio excelente contra **enfermedades renales.**

Las flores y las hojas de la Vara de oro refrescan y tienen además virtudes diuréticas, por lo que se recomienda para combatir toda clase de **afecciones de los riñones y de la vejiga** (de la vía urinaria). El gran médico naturista suizo, Künzle, habla en sus escritos de un hombre de unos 45 años que padecía gravemente de los riñones y estaba cada vez peor. Finalmente tuvieron que quitarle uno de sus riñones. El otro también estaba inflamado (tenía pus) y tampoco funcionaba bien. En eso, empezó el hombre con una cura de Vara de oro. Mezcló Vara de oro, Galio y Ortiga muerta amarilla en partes iguales y tomó cada día de esta infusión tres o cuatro tazas a pequeños sorbos a lo largo del día. Su mal se curó, según dijo él, al cabo de 15 días.

La tisana compuesta de Vara de oro, Galio y Ortiga muerta (blanca o amarilla) actúa favorablemente en la **cirrosis renal,** en la **purificación de los riñones** y en los enfermos sometidos a diálisis (riñón artificial). En los tres casos pude obtener resultados positivos gracias al tratamiento de hierbas indicado arriba: Un hombre de 52 años, afectado desde hacía muchos años de cirrosis renal y, según informaban los médicos, sin ninguna esperanza de curarse, subió una vez jadeante y sudando las escaleras de mi casa hasta el primer piso, donde vivía yo, y se sentó, medio asfixiado, en un sillón. En menos de una semana, después de haber tomado diariamente 3 tazas de la tisana compuesta, ya se sentía mucho mejor. Hay que remarcar que el hombre utilizaba exclusivamente hierbas recién cogidas en el campo. Tres semanas más tarde ya estaba sano.

Todos los **estados psíquicos** se reflejan en los riñones. Por eso ocurre que después de un **gran choque** – sea la muerte inesperada de un ser querido u otra desgracia – siempre son los riñones los más afectados de todos los órganos. La Vara de oro es una hierba medicinal que influye favorablemente sobre la vida afectiva (psiquis) del hombre. Así es que en casos de grandes **desengaños** y otros **choques psíquicos** lo más recomendable es tomar tisana de Vara de oro.

El efecto equilibrante de la Vara de oro en los **momentos psíquicos desesperados** de nuestra vida se hace notar como las caricias de una mano suave. A veces ya nos calma el aspecto de la Vara de oro, reluciente en medio del paisaje. Deberíamos de estar agradecidos de tener a nuestro alcance una planta tan consoladora.

Modos de preparación – Vara de oro

Tisana: Se escalda una cucharadita llena de Vara de oro con ¼ l. de agua hirviendo y se deja reposar brevemente.

Tisana compuesta: Se prepara del mismo modo pero con la mezcla de hierbas indicada anteriormente.

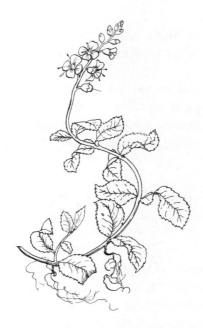

Verónica
Veronica officinalis

Cuando los Romanos ocuparon el país de los Germanos, llegaron a conocer a través de la población indígena la Verónica, la planta medicinal más apreciada por éstos. En aquel entonces ya se llamaba »remedio de todos los males« y hoy todavía sigue teniendo allí nombres vulgares con el mismo sentido. Se ve que los Romanos, según he leído en un herbario antiguo, se convencieron de las excelentes virtudes curativas de esta planta, ya que para mostrar a un conocido amigo su consideración le decían que tenía tantas buenas cualidades como la alabadísima Verónica.

De aquel dicho me acordé cuando un día un señor me contó que padecía de **colesterinemia** (exceso de colesterol en la sangre) y por esto había tenido que estar varias veces en el hospital. Yo le recomendé tisana de Verónica, 2 tazas por día. ¡Cuánto me alegré al enterarme de que medio año más tarde los médicos constataron extrañados que el hombre ya no tenía **exceso de colesterol en la sangre!**

La Verónica o Té de Europa gusta de los suelos secos y se cría en los bosques no demasiado espesos y en brezales, cerca de setos y vallas, en ribazos y a orillas de caminos y bosques. Tiene un tallo rastrero cubierto de vello fino con pequeñas hojas dentadas de un brillo argénteo. Las flores son de azul claro hasta violeta y se agrupan en racimitos en el extremo de las ramitas axilares. Las corolas están muy sueltas y se caen cuando se tocan. Florece desde mayo en adelante. Las plantas de mayor eficacia son las que se crían en los linderos de los bosques o debajo de los robles.

Esta hierba medicinal, que hemos heredado de nuestros antepasados, se estima mucho como componente de las **tisanas depurativas** de la sangre. Junto con las sumidades de la Ortiga fresca ayuda a curar **eczemas crónicos.** La Verónica es uno de los mejores remedios contra la **pruritis senil.** Personas débiles y delicadas pueden utilizarla para curar **afecciones del estómago** y **estimular la digestión;** como actúa muy suavemente le sentará bien. También sana **catarros de estómago** y **trastornos intestinales.**

Otra virtud de esta planta que hay que subrayar es su extraordinaria eficacia terapéutica contra la **nerviosidad** provocada por **exceso de trabajo mental.** Una taza de tisana bebida por la noche antes de ir a la cama es un remedio milagroso. El padre Künzle recomienda que tomen la Verónica antes de acostarse todos aquellos que se sienten fatigados por excesivo trabajo mental. Tranquiliza, ahuyenta los mareos y fortalece la memoria. Contra la **neurastenia** y **melancolía** se toma mezclada con tisana de raíces de apio. La Verónica se emplea incluso con mucho éxito en casos de **ictericia, arenilla urinaria** y **dolores reumáticos** y **gotosos** de los miembros.

Un cura me escribió: »Me quedé muy sorprendido cuando después de tomar durante 15 días tisana de Verónica mezclada con Cola de caballo mitad y mitad, 2 tazas diarias, se perdieron mis **lagunas en la memoria**. Antes me había ocurrido a veces que durante el sermón se me iban de la memoria palabras importantes y me sentía inseguro y nervioso. Es increíble lo rápido que me ayudaron las hierbas.«

En casos de **bronquitis pasadas y secas** también ha hecho maravillas la Verónica. Una buena tisana pectoral se prepara mezclando en partes iguales Pulmonaria, hojas de Fárfara, Llantén y Verónica; se le echa miel o un poco de azúcar.

Para combatir la **ictericia** y **afecciones del hígado y del bazo** recomiendo la siguiente mezcla de tisana: 50 g. de raíces de Diente de león, 25 g. de flores de achicoria, 25 g. de Aspérula olorosa y 50 g. de Verónica. Hay que mezclarlo todo muy bien. Se toman dos tazas sin azúcar a sorbos a lo largo del día (una cucharadita colmada de hierbas por ¼ l. de agua).

Con la planta en flor y recién cogida se puede hacer un jugo que se emplea para curar **afecciones crónicas de la piel**, sobre todo eczemas (véase en »Modos de preparación«). De este jugo se toma dos o tres veces al día una cucharadita.

La Verónica se considera también, según herbarios antiguos, como hierba vulneraria. Yo la recomiendo para **llagas inflamadas que tardan en cicatrizar,** sobre todo en la parte de la espinilla. Primero se lavan las heridas varias veces con un cocimiento de la hierba y más tarde se les aplica una compresa empapada con la infusión recién preparada y cubriéndolo todo con un paño caliente se deja actuar toda la noche.

Enfermos de **reuma** y **gota** deberían probar lo eficaz que es la tintura de Verónica. Esta tintura puede hacerse fácilmente por uno mismo (véase en »Modos de preparación«). Se usa para fricciones o por vía interna, y en este caso se tomarán 3 veces al día 15 gotas diluidas en agua o tisana.

¡No deje de tomar cada año durante una temporada tisana de Verónica recién cogida! Este remedio no sólo disminuye la **arteriosclerosis** sino que también la previene y le devuelve además al cuerpo su elasticidad debido a sus cualidades **depurativas de la sangre**. Por eso le sugiero: ¡Siga este consejo!

Modos de preparación – Verónica

Infusión: 1 cucharadita llena en ¼ l. de agua, sólo escaldar y dejar reposar brevemente.

Jugo fresco: Se lavan las sumidades floridas de la planta y se exprimen, todavía húmedas, en una licuadora. El jugo se pone en botellitas y se guarda en la nevera.

Tintura: Dos puñados de Verónica en flor se cortan a pedacitos y se ponen a macerar, en 1 l. de alcohol o aguardiente de 38–40 °, donde le dé el sol o cerca de la lumbre.

Mezcla de tisana: 1 cucharadita llena por ¼ l. de agua, sólo escaldar y dejar reposar brevemente.

Las Hierbas Suecas
o las gotas de Amargo Sueco

Preparación

10 g. de Aloe*
 5 g. de Mirra
0,2 g. de Azafrán
10 g. de hojas de Sen
10 g. de Alcanfor**
10 g. de raíces de Ruibarbo
10 g. de raíces de Cedoaria
10 g. de Maná
10 g. de Teriaca veneciana
 5 g. de raíces de Carlina
10 g. de raíces de Angélica

Estas hierbas se meten en una botella grande de cuello ancho, se cubren de 1 ½ l. de aguardiente (38–40 °) y se maceran durante 15 días al sol o cerca de la lumbre. Se agita cada día; lo mismo se hace antes de colarlo y antes de cada uso. Primero se puede llenar sólo una botellita para el primer uso; el resto se guarda el tiempo que se quiera sin colarlo. Las Hierbas Suecas se guardan en botellitas bien tapadas en un lugar fresco. Así se conserva este elixir muchos años. Cuanto más viejo se hace, más eficaz es.

*En vez de Aloe se puede tomar Ajenjo en polvo.
**Sólo se debe tomar Alcanfor natural y únicamente el chino.

La receta del Amargo Sueco fue descubierta entre los escritos del célebre médico sueco y rector de la Facultad de Medicina, Dr. Samst, después de su muerte. El Dr. Samst murió a los 104 años de un accidente que sufrió cabalgando. Sus padres y abuelos también habían alcanzado una edad patriarcal.

Lo que voy a contar ahora suena como un cuento, sin embargo corresponde a la realidad. Yo era una mujer joven, cuando llegué gravemente enferma a un lugar cerca de Lembach en el Mühlviertel. Después de haber sido expulsada de mi patria, los Sudetes Alemanes, estuve en un campo de refugiados bávaro donde a causa de una intoxicación de carne caí enferma de **tifus,** que se complicó con una **ictericia** y una **oclusión intestinal.** Más de medio año estuve en un hospital. Cuando mi marido nos hizo venir a mí, a nuestro hijo y a nuestras madres a Austria, todavía me sentía tan mala que casi no podía tenerme en pie. Por la noche me entraban unos dolores como si me atravesaran el cuerpo con una espada. En esos momentos no podía ni moverme, ni estar de pie o acostada; los dolores me provocaban accesos de vómitos y diarreas. Estaba hecha una calamidad. El médico constató que se trataba de dolores consecutivos del **tifus,** que se manifestaban con frecuencia muchos años después de la enfermedad. Un día me trajo una mujer una botellita con un líquido marrón oscuro de un fuerte olor. Dijo que había oído hablar de mi dolencia y que quería ayudarme. Esas Hierbas Suecas también la habían liberado a ella de una mala enfermedad. Me enseñó también la copia de un manuscrito antiguo en el que se leía en 46 párrafos los males que curaban esas gotas. La mujer dijo también que la receta provenía de las obras póstumas de un famoso médico sueco y según estos escritos todos sus familiares alcanzaron una edad fabulosa. Las Hierbas Suecas curaban, como indicaba el párrafo 43, »tumores pestilenciales y bubones, aunque estuvieran ya metidos en la garganta«. Por el momento puse la botellita en el botiquín. No podía creer de ninguna manera que esas modestas gotas pudieran devolverme la salud, ya que ni siquiera el médico podía ayudarme. Pero pronto cambié de opinión. Un día, estando sentada ante una enorme cesta llena de peras muy maduras que tenía que aprovechar antes de que se estropearan, me sobrevino nuevamente uno de esos ataques tan dolorosos. Como me enteré de que esas gotas no sólo se utilizaban en uso interno, sino también en uso externo en forma de compresas, me apliqué sin titubear más un algodón empapado sobre la parte dolorida, lo cubrí con una bolsita de nylón y después de subirme el liguero para fijarlo me senté para continuar mi trabajo. Tuve una sensación muy agradable de calor y alivio en todo mi cuerpo y de pronto sentí como si alguien me sacara, con un simple ademán, todo el mal de mi cuerpo. Les aseguro que con esa única compresa que llevé todo el día debajo del liguero, se me quitaron todos los trastornos que había sufrido durante los últimos meses. La enfermedad había desaparecido como por encanto, nunca más tuve un ataque.

Nuestro hijo, que tenía entonces 6 años, fue atacado por un perro lobo que le dejó la cara muy maltrecha. Se le quedaron unas cicatrices abultadas de carne viva en la región de la nariz y la boca. En el antiguo manuscrito pone bajo el número 31 que las Hierbas Suecas eliminan todas las **cicatrices, estigmas** y **cortes** aunque sean viejos, si se mojan por lo menos 40 veces con las gotas. Así que untamos las cicatrices de nuestro hijo cada día por la noche antes de acostarse y pronto desaparecieron incluso las que llegaban hasta el interior de la nariz.

Con estas experiencias llegué en 1953 a Grieskirchen. Un día fui a visitar una granja y me encontré a la joven campesina en la cuadra ordeñando las vacas. La mujer, madre de dos hijos, en lugar de saludarme me dijo: »Haz conmigo lo que quieras, estoy rendida, ya no puedo más.« Desde semanas padecía de insoportables dolores de cabeza y como el médico temía que se tratara de un tumor en la cabeza, le ordenaba hacerse una radiografía en Linz. La misma tarde mandé a mi hijo con una botellita de Hierbas Suecas a casa de la enferma, para que con una compresa, por lo menos se le calmaran los dolores durante la noche. Qué grande fue mi sorpresa cuando a las 7 de la mañana vi al campesino delante de la puerta de mi casa. »¿Qué le has mandado a mi mujer? Después de aplicarle un algodón húmedo, los dolores desaparecieron a los dos minutos. Esta mañana han bajado por la nariz hacia la garganta como dos tapones marrones del espesor de un dedo meñique.« Era una **sinusitis** que no había sido tratada y que con una sola compresa de Hierbas Suecas se curó. Esta campesina todavía hoy jura por las Hierbas Suecas. Gracias a ellas pudo salvar hace años a su hijita de una grave pulmonía aplicándole unas compresas, por lo cual nunca le faltarán en casa las famosas gotas.

Una mujer padecía desde hacía meses de una dolorosa **sinusitis purulenta** que le impedía la respiración por la nariz y le causaba dolores de cabeza insoportables. Antibióticos y radioterapias no mejoraron su estado de salud. Por fin se puso, durante las noches, compresas de Hierbas Suecas. La primera noche ya sintió cierto alivio, y después de las tres siguientes noches, las vías respiratorias estaban libres y por la nariz le salieron grandes tapones de pus.

Un día me encontré por casualidad con una mujer que conocía sólo de vista y que después del nacimiento de su sexto hijo parecía ser su propia sombra. Le hablé y me explicó que por el momento **no conseguía comer nada**. Estaba obligada a que cuidaran de sus hijos. Le aconsejé las Hierbas Suecas. Al cabo de unas tres semanas la volví a encontrar y era otra vez la mujer fresca y sana de antes. Dijo que las gotas habían hecho maravillas, ya podía comer de todo y los niños habían vuelto a casa. »Era como si un bicho grande se hubiera apartado de mi cuerpo«, comentó y contó que su madre que desde hacía mucho tiempo andaba con bastón, tuvo que ingresar en el hospital con un pie muy hinchado. Las 75 inyecciones que le pusieron no le ayudaron. Así que le mandó a su madre el antiguo manuscrito y le recomendó las Hierbas Suecas, las cuales tuvieron enseguida efecto. El pie ya tenía su forma normal y no necesitaba el bastón.

Un día recibí una carta de Alemania, en la cual una conocida me rogaba que me interesara un poco por su sobrina que estaba de momento sometida a una cura en Gallspach. Cuando la joven vino por primera vez a mi casa me quedé pasmada. La sacaron del coche y ayudándose de un par de muletas, consiguió con dificultad subir hasta el primer piso; a pesar de la ayuda que le prestamos tardó un cuarto de hora en llegar. Las articulaciones de ambos pies las tenía deformadas y los dedos estaban tiesos e incapaces de sostener algo. Andaba arrastrando los pies y empujando el tronco bruscamente hacia delante. Yo estaba a la puerta de mi casa con las manos sobre el corazón y sin poder decir nada más que: »¿Cómo ha cogido usted, siendo tan joven, esa enfermedad tan mala?« »De la noche a la mañana, después del cuarto parto«, contestó. Así que de pronto y cuando menos se lo esperaba, esta bella y joven mujer se encontraba deformada y sin poder levantarse de la cama. En Alemania la llevaron de un médico a otro y nadie podía ayudarle. Dos veces al año, ya desde hacía cuatro años, venía a Gallspach al doctor Zeileis, quien tuvo que decirle que no podía curarla sino solamente aliviarla. Se me estremecía el corazón al ver cómo intentaba, con sus manos deformadas, llevarse la taza de café a la boca. Le recomendé las Hierbas Suecas que entonces vendían en Alemania bajo el nombre »Crancampo«. Hoy ya venden en muchas farmacias las Hierbas Suecas preparadas según la receta indicada más arriba. Le dije que probara a ver si le ayudaban. Eso fue en febrero de 1964. En septiembre del mismo año recibí una llamada telefónica de la misma mujer desde Gallspach, rogándome que fuera a buscarla a la parada del autobús. Primero me extrañé, pero más tarde, cuando bajó del autobús una joven con una sonrisa en los labios y con un solo bastón en la mano, me quedé con la boca abierta. El **agarrotamiento** y la **deformación** de las manos había desaparecido, así como gran parte de las **deformaciones** de los pies. Unicamente en la pierna izquierda tenía la rodilla y el tobillo hinchados. Cuando nos vimos un año más tarde, el 3 de agosto de 1965, la pierna estaba también curada. Entonces vino por última vez a Gallspach, sin bastón y completamente sana. Cuando nació su cuarto hijo, sus riñones sufrieron tales trastornos que le causaron del día a la mañana aquellas graves deformaciones. Según mis consejos tomó tres veces al día una cucharada sopera de Hierbas Suecas diluidas en un poco de agua tibia; las bebía cada vez a sorbos antes y después de las comidas. Aunque se trataba de una maceración en aguardiente, los riñones soportaron el tratamiento.

Voy a seguir contándoles mis experiencias con las Hierbas Suecas para demostrarles su eficacia maravillosa. De mi hermana que vive en Alemania supe que una conocida nuestra de Leipzig se encontraba desde hacía 15 años dependiendo de un sillón de ruedas. Durante los años de la segunda guerra mundial había vivido en Praga y en 1945 fue obligada, como muchos otros alemanes, a vivir en el sótano de su casa. Allí tuvo que quedarse durante muchas semanas sin tener ni siquiera paja para acostarse. Más tarde se fue con su marido a Leipzig, donde pronto se presentaron **deformaciones gravísimas de las articulaciones.** La consecuencia fue una vida en el sillón de ruedas. Yo sólo me enteré de ese caso cuando el marido murió repentinamente dejando a su mujer sola, la cual encima de todo, tuvo que dejar su piso y trasladarse a una habitación ya amueblada. No estaba permitido mandar desde Austria a la República Democrática Alemana hierbas medicinales u otros productos que puedan servir de medicamentos. Por eso tuve que ir cada vez – es decir, dos veces por mes – a un pueblo fronterizo bávaro para enviar las Hierbas Suecas a Leipzig. Pronto recibí noticias positivas. La enferma tomaba tres veces al día una cucharada sopera de las gotas diluidas en un poco de agua, a sorbos distribuidos antes y después de las comidas. Poco a poco iban curándose las deformaciones y las articulaciones se volvieron más ágiles. Rezábamos a Dios, ella en Leipzig y yo en Grieskirchen. Después de nueve meses llegó el momento en que la convaleciente, que había estado 15 años paralizada en su silla de ruedas, pudo salir por primera vez de casa. De día en día iba mejorando. Ya podía limpiar sola las ventanas de su habitación y ocuparse de sus demás quehaceres. Ya no dependía de la ayuda de personas caritativas. El detalle siguiente demuestra la gran confianza en Dios que tenía a pesar de su grave enfermedad: Un tilo que crecía delante de su ventana era la mayor alegría de su vida durante su larga invalidez. Lo contemplaba cuando brotaba y florecía y cuando más tarde se volvían las hojas amarillas. En invierno observaba a los pajaritos que se posaban en las ramas desnudas y todo eso era una continua fuente de felicidad para ella. Cada día daba gracias al Señor por ese don.

Nosotros solíamos ir a bañarnos al lago Offensee y nos gustaba sentarnos en un tronco de árbol caído que estaba a la orilla. Un día ese tronco anguloso estaba levantado y apoyado contra la valla de la pradera. Al lado mismo deposité mi bolsa de baño. Antes de marcharnos a casa estuve allí inclinada arreglando mis cosas, cuando sentí un dolor como si me partiera un rayo. Ese tronco tan pesado se me había caído encima de la pierna. Desde la rodilla hacia abajo se puso la pierna morada y salieron dos bultos tan gruesos como el puño. Me llevaron al coche y me subieron a la habitación. Mi marido quería llamar a un médico pero yo rogué que me aplicaran una compresa con Hierbas Suecas. Media hora después ya pude bajar sola al comedor y al día siguiente la pierna estaba lisa como antes. Ya no se veía ninguna señal de las **hematomas** y los bultos también habían desaparecido.

En ese lago hubo otro incidente. A una niña de cuatro años le picó un avispón en el brazo. Este se hinchó desmesuradamente. Fui enseguida a buscar las Hierbas Suecas y antes que los padres y la niña estuvieran vestidos ya había vuelto yo con las gotas. Yendo adonde estaba el coche ya le puse a la niña el algodón empapado con Hierbas Suecas y durante los tres minutos que tardamos en llegar al coche, la hinchazón desapareció. Ya no hacía falta el médico.

Cogiendo un día frambuesas me picó un **insecto venenoso** en el pulgar. Durante la noche el dedo se hizo como una morcilla de gordo. En la tienda donde hacía la compra una mujer exclamó: »Usted debe ir rápidamente al hospital; una infección así puede causarle la muerte«. Pero antes de acostarme me cubrí el dedo con un algodón empapado en Hierbas Suecas y al día siguiente el pulgar había recobrado su forma normal.

Una vez tuve muy mala suerte en el lavadero. Era en aquel tiempo en que las máquinas lavadoras lavaban pero todavía no enjuagaban. La ropa, que estaba bastante enredada, se tenía que sacar del agua caliente con ayuda de unas grandes pinzas de madera. Tengo la costumbre de hacerlo todo rápido y con ímpetu. Sucedió que la ropa enjabonada se me escurrió de las pinzas y éstas me dieron con mucha fuerza en el ojo derecho. Aturdida de dolor y medio ciega subí a tiento al primer piso. Apenas hube aplicado el algodón mojado con Hierbas Suecas sobre el ojo, se cortaron los insoportables dolores. Después de un rato me contemplé ante el espejo y vi que toda la región alrededor del ojo era un **moretón.** Me puse un algodón humedecido de Hierbas Suecas sobre el ojo, lo cubrí todo con un trocito de plástico y lo sujeté con un pañuelo atado a la cabeza; un cuarto de hora después ya bajé otra vez al lavadero. Seguí el mismo procedimiento durante unas cuantas noches para evitar que se formara algún mal detrás del ojo.

Estando, como todos los años, sometida a una cura de baños de Kneipp en Mühllacken, entró en mi habitación la enfermera superior seguida de una mujer que se retorcía de dolores. Esta padecía de graves **cólicos biliares** y venía por si podía ayudarle con algún remedio. Los medicamentos no le habían sido eficaces y el médico le aconsejaba que se operara. Le dije que se descubriera el vientre y le apliqué una compresa de Hierbas Suecas en la región del hígado (en esta clase de tratamientos hay que untar antes la piel con manteca de cerdo o pomada de Maravilla, ya que el alcohol podría irritar la piel. Primero se aplica a la parte dolorida un trozo de algodón empapado y bien escurrido, después un algodón seco y encima un pedazo de plástico para que se mantenga todo caliente. Finalmente se envuelve todo con un trozo de tela y se ata. Al quitar la compresa se empolva la piel para evitar cualquier irritación). En el momento en que iba a colocarse de nuevo la faja, la mujer exclamó: »Ya no tengo dolores« y se incorporó. En unos instantes había desaparecido su mal. Aparte de la aplicación de compresas, empezó a tomar más adelante gotas de Hierbas Suecas por vía oral, a saber, tres veces al día una cucharadita de gotas diluidas en agua o tisana. No volvió a tener más cólicos.

Desde hacía años me ocupaba de una anciana que vivía sola. Al principio la comunicación con ella era muy difícil a causa de su **sordera**. En el antiguo manuscrito se puede leer que las Hierbas Suecas restablecen también el oído perdido. Así que la incité a que se aplicara repetidas veces al día unas gotas de Hierbas Suecas en el conducto auditivo. Con el dedo índice se introducen las gotas en el oído. No hay que olvidar untarse el oído de vez en cuando con un poco de aceite para evitar picores. La mujer empezó a untarse también las regiones alrededor de la oreja y de los ojos, así como las sienes y la frente. Pronto volvió a oír y la cara también recobró un aspecto juvenil y fresco. Una vez la misma señora al bajar del autobús fue atropellada por un coche y cayó con tan mala suerte que se dió con la cara en el suelo. También fueron las Hierbas suecas las que restablecieron su cara amoratada. El pasado 1 de febrero esta anciana celebró su 89 aniversario. Ahora oye muy bien y podemos hablar sin dificultades. Cuántas personas que han oído mis conferencias me comunican que gracias a las Hierbas Suecas han recobrado el oído y pueden prescindir del audífono. Así que las gotas de Hierbas Suecas son un remedio contra la sordera y contra toda clase de dolores, sean internos o externos. Como activan la circulación de la sangre eliminan rápidamente los dolores. Por eso son muy indicadas para los enfermos de **epilepsia;** se les aplican compresas empapadas en el cogote. La causa de esos ataques puede datar de sucesos lejanos, por ejemplo, un choque o un golpe en la cabeza en la infancia.

En ocasión de una conferencia en Gallspach hablé con un joven que había sufrido un grave accidente de coche: doble fractura de la base del cráneo. Después de curarse las fracturas, el joven tenía cada día ataques de epilepsia. Le aconsejé que se aplicara compresas de Hierbas Suecas en la parte posterior de la cabeza y que bebiera cada día cuatro tazas de infusión de Ortiga con dos cucharadas de Hierbas Suecas. En casos graves de epilepsia es muy conveniente apoyar el tratamiento con tisana de Ortiga. Unos meses más tarde el chico vino a verme para decirme que los ataques epilépticos habían cesado.

En la **meningitis cerebral,** las **heridas en la cabeza** por golpes o caídas, el **tartamudeo** y los **trastornos del lenguaje,** las cataplasmas de Hierbas Suecas aplicadas en el cogote dan muy buenos resultados. De la misma manera se trata la **sinusitis.** Vuelvo a repetir que en todos estos casos de enfermedades graves es imprescindible consultar primero al médico.

Según las cartas que recibo de pacientes, las compresas de Hierbas Suecas que he recomendado han sido muy eficaces en la curación de **desprendimiento de la retina** y en la **retina porosa.** Todas estas personas estaban a punto de perder la vista. Estas compresas se dejan actuar cada día una hora sobre los ojos cerrados. También los **ojos sanos,** sobre todo los **ojos cansados** se deben tratar preventivamente con estas compresas; al mismo tiempo se untan, por la mañana y por la noche, los párpados y los ángulos del ojo con Hierbas Suecas. De esta manera uno puede conservarse una **buena vista** hasta una edad avanzada.

Siendo las Hierbas Suecas un remedio tan excelente para nuestra salud, no deberían faltar en ningún botiquín. No sólo se deben tener siempre a mano en casa, sino también tendrían que acompañar a uno en cada viaje. Sea que la comida fuera de casa no siente bien, y que se necesite un **tonificante** para el **estómago** o la **bilis,** sea que uno se siente **agotado** o **mareado** – en estos casos las Hierbas Suecas son un verdadero elixir. Se bebe un trago diluido en un poco de agua y, en uso externo, se untan las sienes, la frente, los ojos y la zona detrás de las orejas y enseguida se tiene una sensación estimulante en todo el organismo.

Si se coge de improviso un **catarro** con todos los síntomas concomitantes, como cansancio, abatimiento, pesadez en la frente y en el estómago, no hay más que acercarse un pedazo de algodón, mojado con gotas de Hierbas Suecas, a la nariz y respirar profundamente. Enseguida se siente alivio en la zona de la frente y nariz. Si el **constipado** ya está más avanzado y ha afectado los bronquios, conviene aspirar las gotas por la boca. También en este caso se obtendrá una ayuda inmediata. En tiempo de **gripe** se toma cada día una cucharadita, y si es necesario de vez en cuando una cuchara-da, en un poco de agua tibia; con ello está uno inmunizado contra la influenza. Dondequiera que se presenten dolores, las Hierbas Suecas ayudan siempre, sea en uso interno o externo en forma de fricciones o compresas.

Hace unos años tuve un **cólico renal.** El médico interrumpió su consulta para venir a mi casa. Mientras tanto me puse un paño con Hierbas Suecas en la zona de los riñones y cuando llegó el médico ya no tenía dolores. Me avergoncé de haberle hecho perder su tiempo precioso. Pero él sólo quiso saber cómo había hecho calmar el cólico. Cuando oyó que la compresa había ayudado, dijo: »Excelente, entonces no hace falta darte una inyección.« El mismo estaba convencido de las virtudes de las Hierbas Suecas. Desde entonces, cada vez que iba a su consulta decía: »A ti no te receto nada, tú ya tienes tus Hierbas Suecas.« El fue también quien me familiarizó con muchas otras plantas medicinales.

Una vez vino a verme una señora mayor, que desde hacía años caminaba con un bastón. La **gota** y el **reumatismo** la habían encorvado. No le ayudaba ninguna medicina y la pobre tenía los nervios destrozados. Con tres cucharaditas de Hierbas Suecas, bebidas con infusión de Ortiga y Cola de caballo, se mejoró tan rápidamente que a las tres semanas ya andaba sin bastón.

Como es sabido, por la Candelaria suele haber el mayor número de funerales. En esa época una cantante de nuestro coro se lastimó patinando. Como éramos pocos en el coro, la echamos mucho de menos. Después de la misa la encontré en la ciudad. Dijo que le era imposible subir la escalera empinada del coro con su **rodilla anquilosada.** Poco después estuve en su casa con todo lo necesario para hacer una compresa. La mujer, que era la esposa de un médico, observaba mis preparativos con cierto escepticismo. Pero cambió de opinión cuando al poco rato pudo mover la rodilla sin dificultad alguna y al día siguiente ya subió como si nada la escalera del coro. Desgraciadamente faltaba otra cantante que se había **torcido el tobillo** practicando nuestro »tan sano« deporte invernal. Sólo sabíamos que se encontraba en el hospital. Entonces la que estaba apenas curada de su rodilla me rogó que también ayudara a la otra mujer. Lo hice de mala gana porque ya la habían tratado en el hospital, pero finalmente pensé que si no se curaba, quién sabe si al día siguiente no tendría que cantar yo sola en el coro. La enferma estaba ya en casa, tendida en el sofá-cama con el tobillo todo hinchado. En el hospital sólo le habían aconsejado que procurara colocar el pie en alto. Tenía fuertes dolores. La compresa con las Hierbas Suecas la alivió instantáneamente. Al día siguiente vino al coro aunque las calles estaban cubiertas de hielo. Los dolores y la hinchazón del tobillo habían desapareci-do y nuestro réquiem estaba salvado.

Durante una visita en el Mühlviertel, estando sentada en una fonda, me di cuenta de que un señor de la mesa de al lado se retorcía de dolor. Dijo que estos accesos se repetían a menudo y que no le ayudaba ningún medicamento. Saqué mi botellita con las gotas de Hierbas Suecas, puse una cucha-rada en un vaso con agua tibia y se lo di a beber. Mientras vaciaba el contenido del vaso ya le volvían los colores de la cara y se quedó sorprendido al ver que los dolores se calmaron tan rápidamente. Medio año más tarde estuve otra vez en aquel lugar. Ya había olvidado aquel suceso, cuando un se-ñor se me acercó dándome entusiastamente las gracias. Estaba visiblemente rejuvenecido. Dijo que había preparado él mismo la maceración de Hierbas Suecas y que las tomaba. Todas las molestias que había sufrido por el **páncreas** y la **gastritis aguda** se le habían quitado. Como las Hierbas Suecas curan las **afecciones pancreáticas,** se pueden recomendar también a los **diabéticos.**

Los **nevus,** las **verrugas** y las **manchas,** incluso los **angiomas** y los **quistes sebáceos** se curan untán-dolos frecuentemente con Hierbas Suecas; del mismo modo se eliminan los **callos** y las **almorranas.**

El **zumbido** y el **silbido de oídos** se combate introduciendo en los oídos un taponcito de algodón embebido con Hierbas Suecas. Estas fortalecen asimismo la **memoria** frotándose repetidas veces la nuca con ellas; **limpian la sangre** y **activan su circulación**, eliminan **cólicos e indigestiones, dolores de cabeza**, toda clase de **trastornos** del **estómago** y de la **bilis**, así como **afecciones** del **hígado** y de los **riñones** (aunque el enfermo tenga prohibido el alcohol). En los casos de **trombosis** y **flebitis** se pone en la parte enferma una capa de un milímetro de espesor de pomada de maravilla antes de aplicar la compresa de Hierbas Suecas. Después de la curación se hacen pediluvios de Ortiga para fomentar la circulación de la sangre. Las gotas de Hierbas Suecas son un remedio contra el **estreñimiento**, los **mareos**, e incluso las **parálisis**. Son una gran ayuda contra todos los males. Curan incluso **enfermedades cancerosas**. En los dolores agudos se toma una cucharada de las gotas diluidas en un poco de agua o tisana. Tomando tres veces al día, por la mañana, al mediodía y por la noche, cada vez una cucharadita de Hierbas Suecas con agua o infusión, se conserva uno sano y fuerte hasta la edad más avanzada. Ya que se emplean sin excepción contra todos los males, se puede considerar como el mejor remedio para recuperar y mantener la salud del hombre.

Despiertan el espíritu y devuelven las fuerzas vitales, que hoy en día nos hacen tanta falta. ¡Conserve mediante este maravilloso elixir su salud, su capacidad de trabajo y el amor por su familia y el prójimo!

Estando de visita en una casa de campo me enteré de que al hijo del campesino, un niño de doce años, estaban a punto de operarle de un oído. Detrás del tímpano se había formado, como consecuencia de una inflamación, un **foco purulento**. Yo estaba en contra de la operación, ya que había habido casos semejantes en que uno había perdido el oído. Empezaron a introducirle al niño en el oído taponcitos de algodón empapados de Hierbas Suecas. Así le iban sacando cada vez una cantidad de pus, y pronto se le calmaron los dolores y pudieron evitar la operación.

En un caso incurable de **cáncer del intestino** – se trataba de una madre joven de cinco hijos, a la cual el médico le pronosticó sólo unos días de vida – recomendé el siguiente tratamiento: Compresas de Hierbas Suecas sobre la zona de los intestinos afectados y simultáneamente una maceración de raíces de Cálamo aromático (una cucharadita de raíces se dejan a remojo en una taza de agua fría durante la noche), de la cual se bebe un trago antes y después de cada comida, además una infusión purificante de la sangre hecha con Maravilla, Milenrama y Ortiga, en partes iguales. De esa infusión hay que beber 2 litros, distribuidos a sorbos espaciados durante el día. Hoy esa mujer ya se siente tan bien que se puede contar con una curación completa.

Una mujer de Heilbronn (Alemania) escribe: »Mi sobrino de 41 años me escribió hace unos diez meses desde Sacramento (California), diciendo que padecía cada día de graves **hemorragias intestinales** y que según los médicos se trataba sin duda de un cáncer intestinal. Era necesario abrirle un ano artificial. Le mandé enseguida su folleto ›Salud de la botica del Señor‹, lo mismo que Hierbas Suecas, raíces de Cálamo aromático y otras hierbas como Maravilla, Milenrama y Ortiga. Mi sobrino siguió los consejos del libro. Al cabo de un año pudo volver a trabajar normalmente. Las hemorragias intestinales tan fuertes que había sufrido se cortaron al cuarto día del tratamiento y poco a poco desapareció el cansancio y se normalizó el peso.«

Un hombre de 52 años llevaba diez años bajo tratamiento médico por **asma cardiaco** y tomando ocho tabletas diarias; desde hacía años sólo podía dormir sentado y a cada paso que daba levantaba los brazos para poder coger más aire y sólo conseguía respirar penosamente. Como según mi parecer su disnea no provenía del corazón sino del hígado, le apliqué a la zona del hígado una compresa de Hierbas Suecas y le hice beber por la mañana y por la noche cada vez una taza de infusión de

Licopodio con una cucharadita de Hierbas Suecas. Mi sospecha se confirmó a partir de la primera noche. Por fin pudo dormir acostado. Su grave disnea le había impedido salir desde hacía tiempo de su casa. Las Hierbas Suecas junto con el Licopodio le ayudaron de tal manera que a partir del tercer día del tratamiento pudo efectuar dos paseítos diarios por su jardín. Ahora se encuentra en vía de curación completa.

Una **herida postoperatoria** que no conseguía curarse se cicatrizó en un abrir y cerrar de ojos, después de haber tomado el enfermo un buen trago de Hierbas Suecas. Ese único trago motivó la curación de la herida que había estado abierta desde hacía tres años, a pesar de haber sido tratada varias veces al día.

Otras **inflamaciones** o **supuraciones** viejas, causadas a veces por accidentes y que requirieron operaciones o punciones, se curaron, según me han informado, con Hierbas Suecas, en uso externo e interno.

Una criada de Burgenland me contó que su sobrina de 23 años padecía desde su nacimiento de **sordera.** Durante una consulta en la Clínica Universitaria le explicaron que una operación no daría ningún resultado en su caso. La mujer le recomendó a su sobrina las Hierbas Suecas; dijo que introdujera las gotas en el oído. Todos se quedaron pasmados cuando a los quince días de su tratamiento la sobrina oía normalmente.

He aquí una carta de Graz, en Estiria, que no quiero dejar de presentar a mis estimados lectores: »Por casualidad o quizás por la Divina Providencia, tuve en el autobús una conversación con un anciano de 74 años que me explicó contentísimo cómo las Hierbas Suecas le habían devuelto el oído. En 1944, durante la guerra se quedó sordo a causa de una grave **herida en la cabeza** con **lesiones cerebrales.** Su alegría se explica sabiendo que el hombre recobró el oído sólo por introducirse tres veces un taponcito de algodón embebido de Hierbas Suecas en los oídos.« – (Estos informes se pueden comprobar con las cartas.)

Un señor de Baviera Alta escribe: »En un accidente me **lastimé** el **brazo** derecho. Las gotas de Hierbas Suecas me calmaron rápidamente los dolores insoportables. Estaba completamente sordo de un oído; dos aplicaciones de gotas de Hierbas Suecas me devolvieron como de milagro el oído: Después de casi diez años de sordera pude oír otra vez el tictac del reloj.« – ¡A cuántos **sordomudos** se podría ayudar de esa manera! Y aunque fuera sólo a uno, valdría la pena.

Después de una conferencia supe de una oyente que padecía desde hacía dos años de **relajación del esfínter.** Los médicos declararon el mal por incurable. Hierbas Suecas junto con tintura de Pan y quesillo (véase en Pan y quesillo »Modos de preparación«), así como cuatro tazas de infusión de Pie de león y seis tragos de maceración de Cálamo aromático diarios curaron a la mujer en pocos días.

Desde Viena me llegó una llamada telefónica y una mujer exclamó: »Le doy las gracias por sus Hierbas Suecas.« Contó que siendo una niña de doce años, en una excursión a las montañas, una chica que iba delante de ella le dió sin querer una patada en la cara con la bota. En los siguientes 40 años padeció continuamente de **supuraciones de la mandíbula** que motivaron más de 16 operaciones y repetidas punciones. Tuvo que interrumpir los estudios y no pudo ejercer la profesión que deseaba y con constantes dolores en la mandíbula trabajó de criada en una familia. Cuarenta años más tarde, ella ya tenía 52 años, leyó el informe sobre las Hierbas Suecas y se aplicó compresas en la zona de la mandíbula. Hoy ya está liberada de los dolores.

Copia del »Antiguo Manuscrito«
Las virtudes curativas de las Hierbas Suecas

1. Aspirándolas repetidas veces por la nariz, untando con ellas el cogote y aplicando compresas en la cabeza, calman los **dolores** y el **mareo,** fortalecen la **memoria** y el cerebro.

2. Ayudan contra la vista turbia, quitan la rubicundez y todos los dolores, aunque los **ojos** estén **inflamados** y la vista enturbiada y entelada. Combaten las **nubes** y las **cataratas** mojando con ellas a tiempo los ángulos de los ojos o aplicando compresas sobre los ojos cerrados.

3. **Pústulas** y toda clase de **erupciones, costras** en la nariz o en otras partes del cuerpo, se curan untándolas bien y a menudo con las gotas.

4. Contra el **dolor de muelas** se disuelve una cucharada de estas gotas en un poco de agua y se deja todo actuar un rato en la boca o se aplica una gasa empapada sobre la muela dolorida. El dolor se calma y la infección se cura.

5. Las **ampollas** o las otras afecciones de la **lengua** se curan en poco tiempo untándolas con las gotas.

6. Cuando la **garganta** esté **irritada** o **llagada** de tal manera que casi no se pueda tragar la bebida o la comida, se toman por la mañana, al mediodía y por la noche unas gotas y se dejan pasar lentamente por la garganta; así se calma la irritación y se cura la garganta.

7. Contra el **calambre del estómago** se toma una cucharada.

8. En casos de **cólicos** se toman lentamente tres cucharadas, una después de otra, y pronto se calmarán los dolores.

9. Disuelven las **flatulencias** y refrescan el hígado; quitan las **dolencias del estómago** y del vientre y ayudan contra el **estreñimiento.**

10. Son un remedio excelente para el **estómago,** cuando **digiere mal** y rehusa los alimentos.

11. Asimismo calman los **dolores biliares.** Tomando cada día una cucharada por la mañana y otra por la noche y aplicando durante la noche compresas empapadas con las gotas, desaparecen en poco tiempo todos los dolores.

12. Contra la **hidropesía** se toma durante seis semanas, cada día, por la mañana y por la noche una cucharada de las gotas con vino blanco.

13. Los **dolores** y el **zumbido de oídos** se combaten metiendo en los oídos un taponcito de algodón mojado con las gotas. Esto es muy eficaz y hace recobrar el oído.

14. Si una mujer tiene **dolores de matriz** se le da durante tres días cada mañana, en ayunas, una cucharada de las gotas con vino tinto. Media hora después de haberlas tomado debe dar un paseo y después puede desayunar, pero sin tomar leche. (Las Hierbas Suecas jamás deben tomarse después de la leche.)

15. Tomando en los últimos 15 días de la **gravidez** una cucharada de Hierbas Suecas por la mañana y otra por la noche, se **facilita el parto**. Para librarse sin dificultades de las **secundinas**, se le da a la **parturienta** cada dos horas una cucharadita de las gotas.

16. Si después del parto, a la subida de la leche, se presentan **inflamaciones en el pecho**, se aplican compresas empapadas.

17. Sanan las **viruelas** en los niños, dándoles según la edad, más o menos cantidad de las gotas diluidas en un poco de agua. Cuando las viruelas empiecen a secarse, se mojan repetidas veces con las gotas para que no queden hoyos.

18. Eliminan en los niños y adultos los **gusanos**, incluso la **solitaria**, pero hay que adaptar la dosis a la edad de los niños. Además se aplica un paño empapado con las gotas sobre el ombligo, procurando que se mantenga siempre húmedo.

19. La **ictericia** se cura tomando tres veces al día una cucharada de estas gotas y aplicando compresas empapadas sobre el **hígado inflamado**.

20. Curan las **almorranas** y sanan los **riñones**, expulsan del organismo los humores hipocóndricos, sin necesidad de otra cura, quitan la **melancolía** y las **depresiones**, abren el apetito y estimulan la digestión.

21. Curan también las **almorranas internas**, mojándolas desde el principio repetidas veces con las gotas y tomando éstas antes de dormir por vía interna para ablandarlas. Se deja actuar un algodón empapado para fomentar la circulación de la sangre y quitar el escozor.

22. Cuando alguien se **desmaye** se le abre la boca y se le da a beber una cucharada; el enfermo volverá pronto en sí.

23. Los dolores de los **calambres** se calman con el tiempo, tomando estas gotas por vía interna.

24. Los enfermos de **tisis pulmonar** deben tomarlas cada día en ayunas y continuar la cura durante seis semanas.

25. Si en una mujer no se presentan las **reglas** o las tiene demasiado abundantes debe tomar las gotas durante tres días seguidos y repetir este tratamiento veinte veces. Así equilibrará su menstruación.

26. Este remedio también ayuda contra el **flujo blanco**.

27. Quien tenga **epilepsia** tiene que tomarlas al instante y debe seguir el tratamiento exclusivamente con estas gotas ya que restablecen los nervios y todo el organismo y curan todos los males.

28. Curan las **parálisis**, los **vértigos** y los **mareos**.

29. Curan asimismo la **varicela** y la **erisipela**.

30. Quien tenga mucha **calentura** o escalofríos y esté debilitado, que tome una cucharada. El enfermo, siempre que no haya cargado su cuerpo con otros medicamentos, se recuperará y el pulso se normalizará aunque la fiebre haya sido muy alta.

31. Las gotas curan también el **cáncer**, las **viruelas antiguas**, las **verrugas** y las manos agrietadas. Las **úlceras antiguas y purulentas** con **excrecencias carnosas** se lavan bien con vino blanco y se cubren con un paño empapado en Hierbas Suecas. Estas quitan las hinchazones y los dolores así como las excrecencias carnosas y la herida empieza a cicatrizarse.

32. Curan sin riesgo alguno toda clase de **heridas,** ya sean cerradas o abiertas, mojándolas repetidas veces con las gotas. Se toma un lienzo, se empapa de gotas y se cubren con él las heridas. Los dolores se calman pronto y no pueden producirse ni **infecciones** ni **gangrena**. Curan también **heridas antiguas** causadas por arma de fuego. Las heridas profundas se riegan, sin necesidad de lavarlas antes, con las gotas de Hierbas Suecas. Después se continúa tratándolas con compresas empapadas y pronto se verá el buen efecto curativo de las gotas.

33. Hacen desaparecer toda clase de **cicatrices, estigmas** y **cortes** aunque sean muy antiguos, mojándolos por lo menos 40 veces con ellas. Todas las heridas que se curan con las Hierbas Suecas no dejan cicatrices.

34. Curan radicalmente las **fístulas,** aunque se tengan por incurables; no importa si son antiguas o no.

35. Curan todas las **quemaduras** y **escaldaduras** mojándolas continuamente con ellas. No se producirán ampollas y se calmará el dolor. Curan ampollas purulentas.

36. Ayudan a curar **moretones** y **chichones** causados por golpes y caídas.

37. A los que comen con desgana, les devuelven el **apetito.**

38. Devuelven los colores de cara a los **anémicos** si cada mañana toman las gotas durante un período prolongado. Limpian la sangre, fomentan su producción y su circulación.

39. Calman los **dolores reumáticos** en los miembros, tomándolas por la mañana y por la noche y aplicando paños empapados en las partes doloridas.

40. Curan los **sabañones** en las manos y los pies, aunque se hayan reventado. Hay que aplicar continuamente compresas empapadas, sobre todo durante la noche.

41. Los **callos** (ojos de pollo) se cubren con un taponcito empapado procurando que se mantenga siempre húmedo. A los tres días se sueltan solos o se quitan fácilmente sin ningún dolor.

42. Curan asimismo **mordeduras** de perros u otros animales rabiosos, bebiendo las gotas, ya que destruyen todos los venenos.

43. En casos de **peste** u otras enfermedades contagiosas conviene tomarlas varias veces al día, ya que curan tumores pestilenciales y bubones, aunque estén ya metidos en la garganta.

44. Quien no pueda dormir por la noche, que las tome antes de acostarse. Contra el **desvelo nervioso** se aplica una compresa empapada sobre el corazón.

45. Con dos cucharadas de Hierbas Suecas se le quita la **borrachera** al borracho.

46. Quien tome cada día por la mañana y por la noche Hierbas Suecas no necesita otra medicina ya que éstas fortalecen todo el organismo, refrescan los nervios y la sangre, quitan el **temblor de las manos y los pies,** es decir que eliminan todas las enfermedades. El cuerpo se conserva elástico y la cara juvenil y bella.

Advertencia: Las Hierbas Suecas siempre se deben tomar diluidas en tisana o agua.

Los cuarenta y seis artículos del »Antiguo Manuscrito« demuestran claramente las maravillosas virtudes curativas de esta mezcla de hierbas medicinales. Se puede decir con razón que no existe una enfermedad que las Hierbas Suecas no puedan curar; en todo caso siempre nos servirán de tratamiento básico.

Modo de empleo – Hierbas Suecas

Uso interno: Según las indicaciones en el »Antiguo Manuscrito« se toman como profiláctico una cucharadita por la mañana y una por la noche, siempre disuelta en agua o tisana. En los casos de enfermedades malignas se toman de 2 a 3 cucharadas diarias de la siguiente manera: Una cucharada se disuelve en ⅛ l. de tisana o infusión y se bebe la mitad antes y la otra mitad después de cada comida.

Compresas: Se toma un pedazo de algodón o de tela más o menos grande, se empapa con las gotas de Hierbas Suecas y se aplica a la parte enferma del cuerpo, previamente untada con manteca de cerdo o pomada de Maravilla. Encima se pone un plástico para que no se manche la ropa y después se cubre todo con un paño o se venda.

La compresa se deja actuar, según la enfermedad, de 2 a 4 horas. Si el enfermo lo soporta, se puede dejar toda la noche. Después de quitar la compresa se empolva la piel. Si en las personas delicadas se presentan irritaciones de la piel, se acorta el tiempo de la aplicación o se interrumpe el tratamiento. Las personas alérgicas no deben utilizar el plástico; que se pongan sólo un paño. De ninguna manera hay que olvidar de untar la piel. Si se presentan picores y erupciones se tratan con pomada de Maravilla.

Vino cordial

En el librito »So heilt Gott« (Así cura Dios – Las medicinas de la Santa Hildegard von Bingen; un nuevo método natural) del Dr. Gottfried Hertzka, publicado por la editorial Christiana-Verlag Stein am Rhein (Suiza), obra que no debería faltar en ningún hogar cristiano, se cita entre otras cosas una receta excelente para los enfermos del corazón, con la cual se obtienen extraordinarios resultados.

La abadesa Hildegard von Bingen vivió hace 800 años (1098–1179) y murió a los 81 años. Como mística, estuvo en íntima relación con el Cielo. Al final de su vida declaró que todos sus escritos y todo lo que jamás había apuntado sobre las enfermedades y sus remedios se lo había revelado Dios a través de imágenes y palabras.

El Papa Eugenio III hizo indagar sobre las visiones de Hildegard y reconoció el carisma por la Iglesia. Ahora, al cabo de 800 años, también se han reconocido y verificado por parte de la Medicina moderna sus descubrimientos médicos.

El Dr. Hertzka, médico naturista de Konstanz (Suiza), nos ha dado a conocer a través de su librito »So heilt Gott« (Así cura Dios) algunas recetas de Hildegard.

El vino cordial, preparado con la receta indicada, da excelentes resultados en todos los casos de **debilidad** y **afecciones del corazón.** En la consulta diaria del doctor Hertzka, este vino cordial ocupa un puesto preliminar. Yo misma ya he recomendado varias veces esa receta y el éxito ha sido sorprendente. Incluso en casos de **angina pectoris** han mejorado los enfermos.

Receta del vino cordial

10 ramitas de perejil (tallos y hojas) se meten en 1 litro de un buen vino blanco y se añaden una o dos cucharadas de vinagre de vino puro. Se hierve todo durante 10 minutos a poco fuego (cuidado con la espuma). A continuación se añaden 300 g. de miel de abeja y se deja hervir lentamente durante cuatro minutos. Se cuela el vino cordial todavía caliente y se guarda en botellas bien tapadas, previamente enjuagadas con un alcohol fuerte. El poso que se forma no hace daño y se puede beber tranquilamente. – Quisiera añadir que no importa si se hierve la miel o no; puede proceder cada uno como quiera.

El Dr. Hertzka escribe: »Da igual si tomas vino blanco o tinto. Lo importante es que sea natural ... También es importante que procedas por el orden siguiente: La miel se añade después de la primera cocción y se continúa hirviendo. No tengas miedo de hervir el vino ... ¡Prepara tú mismo tranquilamente tu vino cordial de perejil y miel!«

Y prosigue diciendo: »Cuando notes algo en tu corazón, toma una, dos, tres cucharadas o más al día y las **punzadas del corazón** (a causa del cambio de tiempo o de disgustos) desaparecerán como si nada. Pero no sólo en los casos de ligeros **trastornos cardiacos iniciales** sino también en la **debilidad del corazón** e incluso en graves **enfermedades cardiacas** este vino cordial te será una gran ayuda y a lo mejor te curará.«

El 21 de enero de 1980 recibí una carta de una mujer de Salzburgo en la cual escribe: »Tengo que informarla que me he preparado su vino cordial y que he obtenido resultados sorprendentes con él. Hace diez años me operaron. Me dijeron que tenía el **corazón débil** y que por eso siempre tendría dolores. No se podía hacer nada. Así que tuve que aceptarlo. Pero después de tomar el vino cordial durante dos meses no volvieron a repetirse los dolores y tampoco me siento débil como antes.«

Una excelente mezcla de tisana
para la mesa familiar

Se empieza con la recolección a principios de la primavera con las primeras florecillas del Tusílago y se continúa cogiendo hasta el otoño lo que la naturaleza nos va ofreciendo:

Tusílago (flores y más tarde hojas)
Primavera (cabezuelas floridas)
Violeta (de toda clase, flores y hojas)
Pulmonaria (cabezuelas)
Aleluya (flores)
Hiedra terrestre (muy poca, sólo para aromatizar, las sumidades floridas)
Ortiga (los primeros brotes en primavera)

Pie de león (hojas y flores)
Verónica (flores, tallos y hojas)
Fresa (hojas)
Zarzamora y frambuesa (brotes primaverales)
Saúco (brotes, más tarde flores)
Maya (flores)
Tila (cogida al sol)
Manzanilla (cogida al sol)
Ulmaria (flores)
Maravilla (flores)
Aspérula olorosa (flores, tallos y hojas)
Serpol (flores, tallos y hojas)
Toronjil (hojas y tallos con o sin flores)
Menta (hojas y tallos con o sin flores)
Milenrama (pocas, cogidas al sol)
Gordolobo (flores, cogidas al sol)
Hipérico (flores, cogidas al sol)
Mayorana (flores y hojas)
Epilobio de flor pequeña (tallos, hojas y flores)
Abeto (yemas tiernas)
Galio (flores, hojas y tallos)
Rosa (pétalos de todos los colores, de cultivo biológico)

Estas hierbas se desecan bien y se mezclan en otoño, obteniendo así una tisana excelente. En invierno enriquecerá su cena y le hará recordar las horas agradables en el campo. Se toma por taza (¼ l. de agua hirviendo) 1 cucharadita colmada de la mezcla que sólo se escalda y se deja reposar brevemente.

Consejos para curar diversas enfermedades

Abortos

Hay mujeres que no pueden llevar a término el embarazo y padecen frecuentes abortos. Estas mujeres deberían tomar cada día dos o tres tazas de infusión de **Milenrama** y **Pie de león**. También ayudan los brotes primaverales del **Carpe,** un arbusto que se planta en los setos que rodean los jardines. Los brotes, que consisten en tres hojitas, se hierven brevemente con leche, la cual se cuela y se mezcla con una yema de huevo y un poco de harina tostada en manteca. Esta sopa debería tomarse como cena durante unas semanas o, eventualmente, unos meses. Con este tratamiento disminuirán los casos de abortos.

Acné

Se trata de una típica enfermedad de la pubertad y se debe en parte a un riñón trastornado. Por eso hay que evitar las comidas muy saladas y con muchas especies, así como las ensaladas con vinagre y las bebidas. Las ensaladas se pueden sazonar con yogur. Contra el acné se toma diariamente 1 litro de infusión de **Ortiga** a sorbos distribuidos durante el día.

Tratamiento externo: Por la mañana y por la tarde se unta la cara mojada con una maceración de **Rábano rusticano,** que se deja actuar durante diez minutos. La maceración se prepara de la siguiente manera: En una botella se mete raíz de Rábano rusticano rallado y se cubre de un vinagre de vino o de fruta. El vinagre tiene que sobrepasar las raíces. Se deja 10 días en maceración a temperatura ambiente. Como el vinagre se utilizará sin colarlo, conviene prepararlo en una botella de plástico – esterilizada con agua hirviendo – con tapón agujereado. El rábano rusticano suaviza la acidez del vinagre y éste disminuye la intensidad del Rábano rusticano. Así se obtiene una esencia de vinagre suave, para cada tipo de cutis.

Afecciones del corazón y de la circulación

Ya que en los últimos años los **infartos** van en aumento y parecen alcanzar los límites de una enfermedad nacional, recomiendo la siguiente mezcla de tisana, que da excelentes resultados en las **afecciones del corazón y de la circulación:**

10 g. de Cola de caballo	10 g. de Diente de león	10 g. de Agripalma
10 g. de Ruda	10 g. de vainas de Judía	10 g. de Musgo de Irlanda
10 g. de Centinodia	10 g. de Pan y quesillo	(**no** Liquen de Islandia)
10 g. de raíz de Pimpinela	10 g. de corteza de Arraclán	10 g. de Cálamo aromático
10 g. de Arnica	10 g. de Sargazo vejigoso	10 g. de Gatuña
30 g. de Espino albar	10 g. de Bardana	10 g. de Grama
20 g. de Muérdago	10 g. de Ansarina	10 g. de Melisa
20 g. de Mate	10 g. de Milenrama	
10 g. de Galeopsis	10 g. de Fumaria	

Se mezcla todo bien y se toma una cucharadita colmada por cada taza de tisana. Esta se prepara en frío poniendo las hierbas a remojo durante la noche y calentándolo todo un poco al día siguiente. Hay que tomar dos tazas al día, una por la mañana y otra por la noche, endulzadas con una cucharadita de miel.

Angiomas

Se llena una botella hasta el gollete con hojas de **Cedro** o de **Ciprés** lavadas y trituradas y se cubre todo de un aguardiente de 38–40 º. A continuación se deja 10 días en maceración, al sol o cerca de la lumbre. Con esta tintura se unta repetidas veces al día el angioma.

El jugo fresco de **Siempreviva** también contribuye a que desaparezca poco a poco el angioma; hay que cortar las hojitas a lo largo y untar la zona dañada con el zumo.

Igualmente ayuda el jugo fresco de los tallos carnosos de **Maravilla,** que se obtiene mediante una licuadora. Las gotas de **Hierbas Suecas,** empleándolas repetidas veces, también eliminan esta afección de la piel tan pertinaz.

Los jugos y tinturas indicados también actúan favorablemente contra los **nevus maternos y vasculares,** los **trastornos pigmentarios, el prurito senil,** las **manchas blancas de la piel** y las **verrugas.**

Un niño de dos meses tenía en el pecho un angioma como media lenteja que querían operarle. La madre, preocupada por si la operación trajera consigo alguna complicación, empezó a untarle al niño varias veces al día la parte afectada de la piel con gotas de Hierbas Suecas. Después de unas 6 semanas el angioma había desaparecido.

Artritis, Artrosis, Coxartrosis

Las indicaciones siguientes se refieren también a las inflamaciones y deformaciones de las articulaciones y a las lesiones por desgaste. Todos estos males se curan y los dolores se pierden con el tiempo. Los enfermos que usan muletas y bastones pueden prescindir de éstos en relativamente poco tiempo. Se toma por la mañana, media hora antes del desayuno, y por la noche, media hora antes de la cena, cada vez una taza de infusión de **Cola de caballo** que se deja reposar sólo medio minuto. Durante el día se administran cuatro tazas de infusión de **Ortiga** (escaldar y reposar brevemente). A tres de estas cuatro tazas se les añade una cucharadita de **Hierbas Suecas.** Se bebe cada vez una mitad antes y la otra después de las comidas.

Dondequiera que se presenten dolores, sea en la rodilla o en otras articulaciones, se aplica una compresa de Hierbas Suecas que se deja actuar durante cuatro horas. No se olvide de untar la piel antes con manteca de cerdo o pomada de Maravilla y de empolvarla después, para que no se presente prurito. **Hojas de repollo** o de **col rizada** planchadas bien caliente y aplicadas a las partes doloridas también dan alivio. Hay que cubrirlas bien con un paño para que se mantengan calientes.

Fricciones con **tintura de Consuelda** ayudan asimismo a calmar los dolores. Contra las inflamaciones de las articulaciones se hacen cataplasmas de **Cola de caballo** al vapor (véase Cola de caballo, »Modos de preparación«).

Aparte de las hojas de repollo y col rizada, recomiendo también aplicaciones con **Pánace heraclio** *(Heracleum sphondylium).** Esta planta se cría en los prados y ribazos; también se encuentra entre los matorrales de toda clase de bosques no demasiado espesos. Está coronada de umbelas grandes

---

* Como me relató una lectora de este folleto, repetidas cataplasmas con Pánace heraclio pueden causar inflamaciones de la piel.
  Les recomiendo que consulten al médico antes de aplicarlas.

y anchas de color muy variable entre un verdoso y un rosa pálido y sobresale en los prados y en los bordes de los campos por su porte vigoroso.

Nuestra abuela tuvo a los 93 años repentinamente un bulto en la rodilla que le dolía mucho. Ella, que siempre había sido tan ágil, tuvo que servirse de un bastón para poder andar y aun así casi no lo lograba. Yo le apliqué durante 15 días compresas de Hierbas Suecas, cada día cuatro horas, y por la noche hojas de col calentadas con la plancha caliente. Los dolores se calmaron un poco pero todavía no podía andar normalmente. Entonces fui a buscar hojas de Pánace heraclio y el mismo día tuve éxito con ellas. Las apliqué durante la noche, lavadas y machacadas, sobre la rodilla enferma. Al día siguiente la abuela pudo andar sin dolores pero todavía se le veía el bulto. Por eso le apliqué la noche siguiente otra cataplasma igual y a nuestro gran placer también desapareció la hinchazón. Nuestra abuela, que ahora tiene 94 años, sigue todavía andando sin bastón. Todos los dolores de la rodilla se le quitaron.

Es muy aconsejable hacer una vez al mes un baño de asiento de **Cola de caballo:** 100 g. de hierba se ponen a remojo durante la noche, se calienta todo ligeramente y se cuela; duración del baño: 20 minutos. Después del baño se puede volver a echar el líquido sobre las hierbas y utilizarlo dos veces más calentándolo previamente.

Una monja me escribió lo siguiente: »En abril me dirigí a usted para que me aconsejara algún remedio contra mis dolores que no me dejaban pegar un ojo. Según sus indicaciones empecé a tomar cada día infusión de Ortiga, mezclada con tres cucharaditas y una cucharada sopera de Hierbas Suecas. Con gran satisfacción puedo comunicarle que a los seis meses ya no sentía ningún dolor en la cadera y no hace falta que me operen. Como trabajo en una residencia de ancianos, he tenido ocasión de ayudar a muchas personas con las hierbas medicinales.«

Ataque de apoplejía
(Prevención)

Los síntomas típicos que preceden a esta enfermedad son: gran inquietud, mareo, miedo, cara desfigurada e ilusiones auditivas. Es imprescindible consultar al médico. Se recomienda sobre todo moderación en la comida y lentos paseos al aire libre. Toda clase de alcohol (con excepción de las Hierbas Suecas), tabaco y café están estrictamente prohibidos. Se toman dos tazas de maceración de **Muérdago,** una por la mañana y otra por la noche, y además dos tazas de infusión de **Salvia** a sorbos espaciados durante el día; sobre la zona de los riñones se aplican compresas de Hierbas Suecas y sobre el corazón compresas húmedas y frías.

He aquí una mezcla de tisana muy aconsejable: **raíz de Angélica, Ansarina, Valeriana, Cincoenrama,** flor de **Espliego, Mayorana, Imperatoria, Cariofilada, Romero, Salvia, Violeta** e **Hisopo.** Se mezcla todo bien en partes iguales. Preparación: Se pone al fuego ¼ l. de sidra y cuando rompa a hervir se vierte sobre una cucharadita colmada de la mezcla de hierbas y se deja reposar tres minutos. Esta cantidad, preparándola y bebiéndola varias veces al día, puede prevenir un ataque de apoplejía, que se da a conocer con los síntomas arriba indicados.

Ataque de apoplejía
(con manifestaciones de parálisis)

En primer lugar hay que someterse a una cura de **Muérdago:** Durante las primeras seis semanas se toman 3 tazas diarias; en las siguientes tres semanas 2 tazas y en las siguientes dos semanas 1 taza de maceración de Muérdago. Preparación: Una cucharadita repleta de Muérdago se pone a macerar durante la noche en ¼ l. de agua fría; por la mañana se calienta un poco y se cuela. Para que no se tenga que calentar la maceración otra vez, se pone toda la ración del día en un termo enjuagado previamente con agua caliente; si no se calienta al baño de María.

Hipérico, Verónica, Espliego, Melisa, Romero y **Salvia** se mezclan en partes iguales y se prepara una infusión escaldando una cucharadita colmada con ¼ l. de agua hirviendo y dejando reposar brevemente. De esta infusión se bebe una taza por la mañana y otra por la noche.

Compresas de **Hierbas Suecas** aplicadas sobre el cogote fomentan la circulación de la sangre y reactivan las células cerebrales. La parte del cuerpo afectada se frota con tinturas estimulantes de **Milenrama, Hipérico, Pan y quesillo** o **Serpol**. También se recomiendan fricciones en las zonas paralizadas con aceite de **Serpol** y de **Hipérico**. Para obtener la tintura se llena una botella hasta el gollete de hierbas y se cubre todo de un buen aguardiente (38–40 °); el aceite se obtiene cubriendo las hierbas de aceite de oliva virgen. Los líquidos deben sobrepasar en ambos casos el nivel de las hierbas y se tiene que dejar en maceración 10 días al sol o cerca de la lumbre.

Aparte se toman **baños de asiento** de **Milenrama** y **Cola de caballo** con 100 g. de hierba y **baños completos de Serpol** con 200 g. de hierba por baño. Las hierbas se ponen a remojo durante la noche, se calienta todo y se mezcla la maceración con el agua de baño. Duración del baño: 20 minutos; en el baño completo el corazón debe permanecer fuera del agua. Estos baños se pueden utilizar todavía dos veces, volviéndolos a mezclar con las hierbas y calentándolos antes de tomar el baño. No conviene emplear más que una clase de hierba por semana.

Para activar las partes paralizadas se aplican **cataplasmas** calientes de hojas de **Consuelda**. Las hojas se escaldan y se envuelven enseguida en un lienzo que se aplica a las partes enfermas. Por la noche se le puede cambiar al enfermo la almohada por una rellena con hojas desecadas de **Helecho** (sin tallos). Notará un gran alivio.

Nuestra abuela, de 94 años, tuvo un ligero ataque de apoplejía. Al despertarse no pudo hablar y el párpado izquierdo le colgaba hasta la mitad del ojo. Nosotros le aplicamos enseguida tres o cuatro compresas frías, según el método de Kneipp, sobre la frente y los ojos; cuando llegó el médico, todo estaba ya en orden. A mediodía comió en la cama una comida ligera y para cenar ya pudo sentarse con la familia a la mesa.

Atrofia de las encías y dientes móviles

En estos casos recomiendo el siguiente tratamiento de hierbas: **Corteza de roble, Pie de león, Centinodia** y **Salvia,** mezclado todo en partes iguales, se ponen a remojo en agua fría durante la noche. Por cada medio litro de agua se toman dos cucharaditas colmadas de la mezcla. Por la mañana se calienta la maceración y se guarda en un termo previamente enjuagado con agua caliente. Durante el día se hacen con esa tisana tibia enjuagues espaciados. También se puede hacer masajes suaves de las encías con la misma tisana y un cepillo de dientes blando.

Atrofia muscular

Contra este mal se consiguen muy buenos resultados con los siguientes tratamientos de hierbas: **Pan y quesillo** recién cogido y lavado se tritura y se mete en una botella que se llena de aguardiente (40 °). Se deja 10 días en maceración, al sol o cerca de la lumbre. Después se llena para el uso inmediato una botellita pequeña con la tintura y se vuelve a llenar del todo la botella grande de aguardiente. Con la tintura de Pan y quesillo se frotan los músculos enfermos tres veces al día. Por vía interna se toman 4 tazas de infusión de **Pie de león** a sorbos espaciados durante el día; conviene utilizar la planta fresca (véase »Pan y quesillo« y »Pie de león«).

Bocio

Frecuentes gargarismos con infusión de hojas de **Escrofularia** o **Galio** eliminan el bocio, sea interno o externo. La Escrofularia se cría a orillas de los arroyos y en las partes húmedas de los bosques y matorrales. Tiene el mismo olor fuerte que el Saúco, por lo que no se puede confundir con otra planta. Mientras que de la Escrofularia sólo se utilizan las hojas y se hace gárgaras profundas sin tragar el líquido, del Galio se toma toda la planta con las flores y al hacer gárgaras se bebe de vez en cuando un trago.

Una conocida de Viena tuvo en febrero 1979 un bocio bastante visible. Tenía miedo de dejarse operar y según mi consejo empezó en primavera, al salir los primeros brotes del Galio, a hacer gargarismos con la infusión caliente de la planta. Al año me contó la mujer, llena de alegría, que su marido le había traído siempre la planta recién cogida y desde el principio había notado que el bocio iba disminuyendo hasta que desapareció por completo.

Cálculos biliares

Es curioso saber que de este mal padezcan más las mujeres que los hombres. Los síntomas son eructos amargos, vómitos, fuertes dolores convulsivos que se extienden por debajo de las costillas hasta el corazón y frecuentes vértigos. Teniendo tantos remedios de la botica del Señor a nuestra disposición no es necesario que se tenga que operar siempre. Una cura de 6 semanas con **jugo de Rábano** se ha demostrado eficaz en cualquier caso, a menos que se trate de piedras insolubles, lo que es muy raro. En este caso hay que operar. El jugo de Rábano se obtiene mediante una licuadora. Se empieza con 100 g., que se toman por la mañana en ayunas, y se va aumentando la dosis a lo largo de tres semanas hasta 400 g. En las siguientes tres semanas se va disminuyendo la cantidad hasta llegar otra vez a 100 g. Las personas que tengan inflamaciones del estómago o de los intestinos no deben ingerir jugo de Rábano.

El siguiente episodio demuestra lo rápido que se disuelven los cálculos biliares con el jugo de Rábano. La esposa de un general retirado de Trento se había operado sus cálculos biliares. Eran piedras pequeñas y grandes y a ella le gustaba enseñarlas a todo el mundo. Finalmente las dejó colocar en el mango de un cuchillo. Un día, estando justamente pelando rábanos, vino una visita. La mujer puso el cuchillo donde estaban los rábanos cortados y se ocupó de su huesped. Qué sorprendida se quedó cuando más tarde al coger el cuchillo se dio cuenta de que faltaban las piedras; en la masa de los rábanos se habían disuelto completamente.

He aquí una excelente **mezcla de hierbas medicinales** que elimina los cólicos y las piedras y se compone de 20 g. de cada una de las plantas siguientes: **Pimpinela, Hiedra, Lúpulo, Agrimonia, Menta** y **Vermut**. En ¼ l. de sidra se echan tres cucharadas de la mezcla, se pone al fuego y cuando empiece a hervir, se retira y se deja reposar tres minutos. A lo largo del día se va tomando cada hora una cucharada de esta tisana, entre todo unas 8 ó 9 veces. Como se debe tomar caliente hay que guardar la tisana en un termo.

Cataratas y glaucoma

El glaucoma no es sólo una enfermedad de los ojos; es sobre todo la consecuencia de un trastorno de los riñones. En la mayoría de los casos va acompañado de reuma y dolores de las articulaciones. De una mezcla de hierbas compuesta de **Ortiga, Verónica, Maravilla** y **Cola de caballo,** en partes iguales, se deben tomar diariamente 2 ó 3 tazas de infusión con una cucharadita de Hierbas Suecas cada una. Para que el tratamiento tenga más efecto, conviene emplear las hierbas recién cogidas. Contra las **cataratas** se untan varias veces al día los párpados con **Hierbas Suecas.** Según las cartas que recibo, veo que este tratamiento da muy buenos resultados en las cataratas. Véase más detalles en el capítulo »Celidonia«.

Para combatir el glaucoma es también muy importante tomar un **baño de asiento de Cola de caballo.** El riñón trastornado ejerce una presión hacia los ojos. Estos baños ayudan a quitar la presión de los ojos; influyen tan favorablemente en los riñones que a veces ya eliminan la presión de los ojos enfermos durante el baño. Se toman 100 g. de hierba desecada o medio cubo (2,5 l.) de hierba fresca. Se deja en maceración durante la noche con agua fría; el agua tiene que cubrir las plantas. Al día siguiente se calienta todo, se cuela y se mezcla la maceración con el agua de baño caliente. Duración del baño: 20 minutos. Conviene añadir agua caliente para que se mantenga todo el tiempo la misma temperatura. El cuarto de baño debe estar a temperatura ambiente. Es importante que el agua cubra los riñones, pero no el corazón. Sin secarse hay que envolverse en un batín y sudar una hora en la cama previamente calentada. Esta agua de baño se utiliza dos veces más, calentándola antes.

Con la siguiente receta se prepara un **baño de vapor para los ojos:**

20 g. de Eufrasia	Se mezcla todo bien. 5 cucharadas rasas se echan en ½ l. de vino blanco y se calienta todo hasta que comience a hervir. El vapor se deja actuar sobre los ojos cerrados. – Este vino se guarda en una botella y así se pueden preparar, con pequeñas cantidades de él, varios baños de vapor.
20 g. de Valeriana	
10 g. de Verbena	
30 g. de Flor de Saúco	
20 g. de Manzanilla	

Para calmar un poco los dolores de los ojos, se aplica, después de comer, sobre los ojos cerrados un pedazo de algodón mojado con Hierbas Suecas.

También se pueden hacer baños de ojos con **Eufrasia,** pero con una **infusión muy ligera.** Utilizando una infusión de Eufrasia demasiado cargada, pueden empeorar los ojos. Por cada taza hay que tomar todo lo más media cucharadita de hierba; se escalda y se reposa brevemente. Yo recomiendo compresas sobre los ojos con esta infusión ligera. Para cada compresa se prepara una infusión nueva que sólo se utiliza una vez.

Después de una peregrinación que se celebró en una iglesia austriaca para peregrinos alemanes, se me acercó una mujer y llena de alegría me contó que, gracias a los consejos de mi folleto, se había curado el glaucoma que tenía.

Otra persona me comunicó también, en una carta, que las mezclas indicadas ayudaron a curar un glaucoma.

Catarro del heno

Ya que la **Ortiga** ayuda contra toda clase de **alergias,** y en el caso de catarro del heno se trata de una alergia, hay que tomar, para hacerlo desaparecer en poco tiempo, infusión de Ortiga, 3 ó 4 tazas al día, y tres cucharaditas de **Hierbas Suecas,** diluidas en la infusión.

Crecimiento del cabello

Se toma **Ortiga,** hojas de **Nogal,** de **Abedul** y de **Saúco** (un puñado de cada hierba) y un tallo de **Celidonia,** y se pone todo con agua fría al fuego. Cuando empiece a hervir, se retira y se deja reposar tres minutos. Con la mitad de este cocimiento y jabón duro se lava la cabeza y se enjuaga con agua clara. La otra mitad de la tisana se deja actuar unos minutos sobre el cabello y el cuero cabelludo sin volver a enjuagar el pelo con agua.

Debilidad de la vejiga

Cuántas personas sufren de no poder contener la orina, sobre todo los días lluviosos o al andar cuesta abajo. En estos casos ayudan sobre todo **baños de asiento** calientes con **Milenrama** y **Cola de caballo,** 100 g. de hierba por baño (véase en Generalidades »Baños de asiento«). Además hay que tomar diariamente 4 tazas de infusión de **Pie de león** y para estimular la musculatura desde el exterior, se debe frotar la zona de la vejiga con tintura de **Pan y quesillo.** El modo de preparación de esta tintura se encuentra en el capítulo »Pan y quesillo«. También se recomiendan **baños de asiento de Pan y quesillo,** para el cual se toman igualmente 100 g. de hierba.

Muy buenos resultados dan también los baños de asiento con sal. Se echa un puñado de sal en el agua caliente y se repiten los baños cada noche hasta que la debilidad de la vejiga se haya curado.

Descenso del útero

Cuatro tazas de infusión de **Pie de león** se toman a sorbos espaciadas durante el día. Se prepara escaldando una cucharadita de la hierba con ¼ l. de agua hirviendo y dejando reposar brevemente. **Pan y quesillo** (tallo, hojas y flores) se tritura y se mete en una botella que se llena después de un aguardiente de 38–40 ° y se deja macerar 10 días al sol o cerca de la lumbre. Con esta tintura se unta varias veces al día la zona desde la vulva hacia la parte izquierda de la barriga. Además hay que tomar tres **baños de asiento de Milenrama** por semana: 100 g. de hierba se ponen durante la noche a remojo con agua fría; al día siguiente se calienta y se cuela. El baño debe durar 20 minutos. Después se vuelve a echar el agua del baño sobre las hierbas y se guarda para otros dos baños.

Diabetes

La diabetes es una enfermedad que en nuestros días se ha difundido de tal manera que junto con el infarto de corazón y el cáncer se encuentra entre las primeras enfermedades del mundo. La causa de este mal suele ser la alimentación excesiva e insana de muchas personas, sobre todo de los niños. Así que no sólo los adultos, sino desgraciadamente muchos niños padecen hoy día de **afecciones pancreáticas** y con ello de la diabetes. Para ellos significa abstenerse de todos los placeres de la infancia, estar a dieta rigurosa y dejarse inyectar dos veces al día insulina, es decir, tener ya desde la niñez un pie en el sepulcro. El gran número de enfermedades que tenemos hoy demuestra que el bienestar no sienta bien a todos. Tenemos que acortar la ración y evitar una alimentación opulenta. Antes de los días de fiesta, que suelen durar dos días, se puede observar que muchas personas compran tanta comida como si tuvieran que dar de comer a todo un regimiento.

Voy a tratar de describir para todos los diabéticos remedios que fomentan la actividad del páncreas, eliminando así la causa de origen de la diabetes. El gran médico naturista, el **padre Kneipp,** dice: »La diabetes se cura bastante rápido con las siguientes plantas medicinales: 3 partes de

Cariofilada (*Geum alpina*), 1 parte de hojas de **Zarza,** 1 parte de hojas de **Arándano,** 3 partes de **Cincoenrama** (*Potentila aurea*), 2 partes de **vainas de Judía,** verdes y desecadas.« De esta mezcla se toma una cucharadita colmada por cada ¼ l. de agua hirviendo, se escalda y se deja reposar tres minutos; cantidad diaria: de 1 ½ litros a 2 litros.

El efecto terapéutico de las hojas de **Arándano** depende mucho de la correcta recolección. Sólo se deben coger **antes de la maduración del fruto.** En este estadio son un medicamento clínicamente probado contra la diabetes. Es un hecho comprobado que la mirtilina contenida en la hoja antes de la maduración del fruto no sólo reduce el índice elevado del azúcar, sino que logra curar del todo la enfermedad. A la mirtilina de las hojas de Arándano se le ha dado con razón el nombre de »insulina vegetal«. A pesar de las virtudes excelentes de las hojas de Arándano, cada tratamiento con esta infusión debe hacerse bajo control médico. Siempre hay que consultar al médico en estos casos.

También se recomienda el **Apio** para rebajar el azúcar, así como el jugo de **Choucroute** (col fermentada) crudo, que figura entre las antiguas medicaciones naturistas. Igualmente contribuyen a disminuir el azúcar las **zanahorias crudas,** las **cebollas** y los **ajos,** comiéndolos cada día crudos.

Otro remedio casero: 4 cucharadas de **hojas de Arándano** (**cogidas antes de la maduración del fruto**) se ponen al fuego con 2 litros de agua fría y se hierve todo hasta que sólo quede la mitad del líquido. De este cocimiento se toman tres tazas al día.

Las **Ortigas** también influyen favorablemente sobre el páncreas, por lo que rebajan el azúcar. En este caso se administra el extracto de Ortiga que venden en las farmacias y droguerías homeopáticas y en las tiendas de productos dietéticos.

Siendo el **Cálamo aromático** un buen remedio contra casi todas las afecciones pancreáticas, ayuda también a curar la diabetes. Se pone a macerar durante la noche una cucharadita rasa de raíz de Cálamo con agua fría, se calienta ligeramente al día siguiente y se cuela. Hay que beber un trago antes y otro después de cada comida, es decir, 6 tragos al día. Cada diabético podrá comprobar el buen efecto de esos seis tragos.

Las hojas y los brotes del **Saúco,** en forma de infusión, también se recomiendan para combatir la diabetes. El Saúco pertenece a las hierbas medicinales más antiguas de la Medicina popular.

A principios de la primavera, cuando empieza a aparecer en los prados y campos el **Diente de león,** conviene recolectar la planta cortándola a flor de la raíz, para comerla, bien lavada, como ensalada. Hay dos variedades, una con el brote verde y otra con las hojitas amarillentas y lechosas. Esta última sabe mejor y es más tierna. Los diabéticos deberían comer en primavera diariamente esta ensalada de Diente de león, a mediodía y con la cena. Cuando a finales de abril y a principios de mayo la planta está en plena floración, ha llegado para el diabético el momento de reducir el azúcar con una cura de cuatro semanas. Se coge la flor con todo el tallo; éste se lava y después se quita la flor. Comiendo cada día de 10 a 15 **tallos de Diente de león,** se puede llegar a una normalización total del nivel de azúcar en la sangre. Los bohordos tienen al principio un gusto amargo que se pierde después.

El **Muérdago** actúa asimismo favorablemente sobre el **páncreas;** tomándolo continuamente se pierde la causa de origen de la diabetes. Esta planta se administra en forma de maceración, dejándola a remojo durante la noche con agua fría (una cucharadita colmada por taza). Se empieza la cura con 3 tazas diarias. Después de una semana se toman sólo 2 y más tarde 1 taza. Este tratamiento se interrumpe en primavera, cuando se obtengan verduras frescas para el diabético. El Muérdago sólo conserva sus virtudes curativas si se recolecta desde principios de octubre hasta principios de diciembre y en los meses de marzo y abril. Las plantas más eficaces son las que crecen sobre los robles y los álamos, pero también sirven las de abetos y árboles frutales. Se cortan las hojas y los tallos a pedacitos. **Las bayas blancas no deben utilizarse para la maceración.**

Siendo así que nuestras famosas **Hierbas Suecas** estimulan el **páncreas** e incluso lo curan, se recomiendan también contra la diabetes. Hay que tomarlas tres veces al día, cada vez una cucharadita diluida en un poco de tisana. Las virtudes poderosas de las Hierbas curativas se harán notar también favorablemente en una compresa empapada, aplicada una vez al mes, durante cuatro horas, sobre el **páncreas.**

La **raíz de Achicoria** reprensenta la mejor verdura dietética para el diabético. Se enjuagan las raíces varias veces con agua, como se hace también con la endivia para reducir el sabor amargo. Cabe decir que la infusión de flores y tallos de Achicoria se utiliza con mucho éxito contra la **obesidad,** bebiendo cada día dos tazas de infusión.

El jugo fresco de **Pepino** recién cogido rebaja el azúcar en la sangre, por lo que se recomienda también. La **Escorzonera** es asimismo una hortaliza dietética, al igual que el **Espárrago,** por el escaso contenido en féculas. El diabético puede comer tranquilamente estas dos verduras, preparadas con materia grasa o como sea, sin que le hagan daño. Esta variedad de Escorzonera comestible se cultiva en los huertos. El **Puerro** verde es también muy bueno para las personas diabéticas. Se come crudo con todas las hojas verdes, cortado a rodajas, para la cena, con pan, o a mediodía en forma de ensalada.

Una bebida sabrosa y sana se prepara de la siguiente manera: ½ kilo de Puerro cortado a trocitos con todas las hojas verdes se mezcla con 0.7 l. de vino blanco seco, se tapa y se deja reposar 24 horas. Después de colarlo se guarda en una botella y se bebe cada día un trago por la mañana y otro por la noche. Los residuos se pueden comer con pan.

Un médico de Alta Austria curó a una diabética empleando la siguiente receta: Tres cabezas grandes de ajo se machacan y se meten en una botella de 1 litro que se termina de llenar con un buen aguardiente; se deja de 10 a 15 días en maceración y se toma cada día en ayunas una cucharadita.

En abril 1977 recibí una llamada telefónica de una mujer de Viena, diciéndome que padecía desde hacía 30 años de diabetes y me rogaba que le ayudara. Le recomendé los tratamientos de hierbas arriba indicados. La mujer siguió mis consejos según el folleto. A principios de agosto me comunicó contentísima que, según el análisis de laboratorio, el nivel de azúcar en la sangre se había normalizado. A finales de septiembre 1977 di una conferencia en la parroquia Hasenleiten en Viena. Durante la conferencia esta misma mujer pidió la palabra y dijo: »Yo había estado 30 años enferma de diabetes. Este año he seguido los consejos de la señora Treben y desde agosto estoy curada.« Los oyentes le aplaudieron frenéticamente.

Una señora de Baviera escribe diciendo: »Un conocido mío estaba desde hacía muchos años enfermo de diabetes y necesitaba cada día inyecciones. Por fin, gracias a las infusiones y plantas de su folleto, ha conseguido rebajar el azúcar. Se sobreentiende que el enfermo está constantemente bajo control médico. El médico se quedó sorprendido al ver cómo bajaba el azúcar.«

Un ingeniero de Viena que tenía un índice de 280 de glucosa, siguió los consejos indicados en la »Botica del Señor«. Más tarde se constató en un control médico que el azúcar había disminuido a un índice de 130.

Es evidente que el uso de todas estas hierbas medicinales y verduras dietéticas sólo tendrá éxito si el enfermo se atiene rigurosamente a la dieta para diabéticos.

Dolor del miembro fantasma
(Amputaciones)

Después de una amputación se presentan a veces dolores muy fuertes del miembro fantasma que duran a veces muchos años. Según la experiencia, las cataplasmas de **Consuelda** (véase Consuelda, »Modos de preparación«) calman los dolores y los hacen desaparecer con el tiempo.

Igualmente se emplea con mucho éxito una **esencia de cebolla** que se consigue en las farmacias homeopáticas o en las tiendas de productos de régimen. Pero también se puede preparar fácilmente por uno mismo. Se llena una botella hasta el gollete con cebollas cortadas a rodajas y se cubre de un aguardiente de 38–40 º. Se deja macerar durante 10 días al sol o cerca de la lumbre y después se cuela y se guarda la tintura en botellas. Con esta tintura se unta el muñón.

Un buen remedio representa la maceración de las raíces del **Lirio cárdeno**, que se desentierran en octubre, se lavan bien con un cepillo y se secan colgadas de un hilo. Las raíces desecadas se pulverizan. Media cucharadita de ese polvo se macera durante la noche con ¼ l. de agua; se beben a lo largo del día una o dos tazas a sorbos espaciados.

Los muñones se deberían bañar una vez por semana en un **baño de Serpol** que se prepara con un puñado de hierba; cada baño se puede utilizar tres veces. También se recomiendan **almohadillas de Serpol** y **Licopodio** que se aplican durante la noche. Para ello se llena un saquito de tela con 100 ó 150 g. de la respectiva hierba.

Dolor de oído debido a resfriados

Se mezclan **Hiedra terrestre**, **Salvia** y **Milenrama** en partes iguales. Con la infusión caliente de estas hierbas se enjuaga repetidas veces el oído. También se recomiendan gotas de **Hierbas Suecas**, introducidas en el oído mediante un taponcito de algodón, habiendo untado antes el conducto auditivo con aceite de Serpol templado. Para calentar el aceite se mete una cucharita en agua caliente y después se echan una gotas de aceite en la cucharita.

Edemas

Dos cucharaditas de **raíz de Gatuña** triturada se ponen a remojo durante la noche con una taza de agua fría. Por la mañana se calienta todo ligeramente y se cuela. De esa taza de maceración se toma la mitad media hora antes del desayuno y la otra mitad media hora después.

Otra posibilidad de suprimir los edemas es tomando una maceración de **raíz de Saúco**. Se toma por taza una cucharadita rasa (cantidades mayores pueden provocar diarreas y vómitos) y se pone a remojo durante la noche. Por la mañana se le puede añadir media taza de agua. Calentada ligeramente, se toma de esta maceración media taza después de cada una de las tres comidas principales.

Enfermedad de Parkinson

Las hojas frescas de **Aleluya,** que cubren a modo de un tapiz el suelo de los bosques de las regiones nórdicas, se lavan y se les extrae el jugo mediante una licuadora. Cada hora se toman de 3 a 5 gotas diluidas en infusión de **Milenrama,** de la cual se preparan 4 ó 5 tazas al día. Para obtener una taza de infusión de Milenrama se escalda una cucharadita repleta de flores de Milenrama y se deja reposar brevemente. Las gotas de Aleluya se deben diluir por lo menos en la triple cantidad de líquido. Al mismo tiempo se hacen fricciones en la espina dorsal con el jugo fresco de Aleluya y **tintura de Milenrama,** alternativamente. (Preparación de la tintura de Milenrama: Las flores cogidas al sol de mediodía se cubren de un aguardiente de 38–40 º y se dejan macerar 15 días al sol.) Durante el día se aplica sobre el cogote una compresa de **Hierbas Suecas,** de duración de 4 horas (véase el capítulo »Hierbas Suecas«). Estas compresas no obligan al enfermo a permanecer inmóvil. Si aparte de los temblores se presenta una cierta rigidez de los miembros, hay que hacer **baños completos de Serpol** con 200 g. de hierba. Un baño se puede utilizar tres veces, volviéndolo a calentar (véase en Generalidades »Baños de cuerpo«).

Enfisema pulmonar

El enfisema pulmonar, así como el **asma cardiaca** y las **afecciones del tiroides,** que van acompañados de **disnea,** se deben en gran parte a un hígado trastornado. La opresión del hígado hacia arriba contribuye a que los bronquios, el pulmón y el corazón empiecen a hincharse y aumenten de volumen. La continua opresión del hígado sobre el tiroides delicado provoca mutaciones patológicas. En estos casos se bebe diariamente por la mañana una taza de infusión de **Licopodio;** de día se aplica durante 4 horas una compresa de **Hierbas Suecas** (véase en Hierbas Suecas, »Modos de empleo«) y de noche, en cambio, cataplasmas al vapor de **Cola de caballo.** Un puñado de Cola de caballo se reblandece al vapor de agua hirviendo, se envuelve bien caliente en un lienzo y se aplica sobre el hígado enfermo. De este modo se disminuirá la opresión del hígado y poco a poco desaparecerá la angustiosa disnea.

Erisipela

Las hojas frescas de **Tusílago** se lavan, se machacan en el mortero y se aplican a las partes inflamadas del cuerpo. También puede prepararse una infusión de estas hojas (las hojas cortadas se escaldan con agua hirviendo y se deja reposar un poco) que se deja enfriar y se emplea para hacer compresas.

Asimismo se aplican hojas de **repollo** o **col rizada,** lavadas y machacadas. Quitan todas las inflamaciones de la erisipela. Un tratamiento muy suave y eficaz es el de **Siempreviva.** Con el jugo de esta hierba, obtenido mediante una licuadora, se untan ligeramente las zonas de la piel inflamadas. En uso interno se toma diariamente, media hora antes del desayuno, una taza de **infusión de Verónica** y a lo largo del día 3 ó 4 tazas de infusión de Ortiga, hasta que el médico constate que la enfermedad está en vía de curación.

Esclerosis múltiple

Incluso contra esta enfermedad que se tiene por incurable, hay remedios en la botica del Señor. Claro que en este caso la curación avanza lentamente, pero no hay que perder el ánimo, ni tampoco la fe y la confianza en las hierbas medicinales, este don que el Creador ha puesto a disposición de todos los enfermos. Quisiera volver a subrayar que en las enfermedades graves hay que procurar utilizar las hierbas recién cogidas. Sólo se desecan para que no nos falten en invierno.

Pan y quesillo lavado y triturado se mete en una botella que se llena hasta el cuello y se cubre todo de un aguardiente de 38–40 °. Después se deja macerar diez días al sol o cerca de la lumbre. Con esta tintura se frotan dos o tres veces al día las zonas musculares afectadas. En uso interno se toman 4 tazas de infusión de **Pie de león** y 2 tazas de infusión de **Salvia** distribuidas a sorbos espaciados durante el día. También se lavan hojas frescas de **Aleluya** y se les extrae el jugo mediante una licuadora. Seis veces al día, con intervalos de una hora, se toman de 3 a 5 gotas diluidas en infusión. Conviene asimismo untar las partes enfermas del cuerpo con **aceite de Hipérico, Manzanilla** y **Serpol** que se preparan llenando una botella con las flores cogidas a pleno sol y cubriéndolas con aceite de oliva virgen (el aceite debe sobrepasar el nivel de las hierbas); después se deja 10 días al sol o en un lugar cálido.

De las flores de **Hipérico, Manzanilla** y **Milenrama** cogidas a pleno sol se preparan tinturas del mismo modo como la de Pan y quesillo. Con estas tinturas se frota la espina dorsal, las articulaciones y la cadera. Asimismo recomiendo para fricciones la **tintura de raíz de Consuelda,** que se prepara con una botella llena de raíces frescas bien lavadas y trituradas, cubiertas de un aguardiente de 40 °. Si la columna vertebral está rígida, se aplica sobre la región lumbar **cataplasmas** calientes de **raíz de Consuelda.** Las raíces desecadas se muelen finamente y añadiéndoles agua caliente se prepara a modo de una papilla; ésta se aplica mejor al lienzo si se le mezclan unas gotas de aceite. Además se bebe por la mañana y por la noche cada vez una taza de infusión de Milenrama y se toman 3 cucharadas soperas de Hierbas Suecas diluidas en tisana que se van bebiendo a sorbos espaciados distribuidos a lo largo del día. También hay que aplicar varias veces compresas de Hierbas Suecas (4 horas) sobre el cogote.

No hay que olvidar los baños de asiento de **yemas de Abeto, Hipérico, Manzanilla, Salvia, Milenrama, Serpol** y **Cola de caballo,** ya que todas estas hierbas dan buenos resultados en las parálisis. Por baño se toman 100 g. de hierba que se ponen en remojo en agua fría toda la noche; al día siguiente se calienta todo, se cuela y se mezcla con el agua del baño. El baño debe cubrir los riñones; después de 20 minutos de baño se debe sudar una hora en la cama. Este baño se puede utilizar otras dos veces; se vuelve a mezclar con las hierbas y se calienta antes de cada uso. No conviene emplear más que una clase de hierba por semana. Muy aconsejables son los **baños completos de Serpol,** que influyen favorablemente sobre los músculos y los tejidos; pero también recomiendo los de **Ortiga** por su virtud estimulante de la circulación de la sangre. Se necesitan 200 g. por baño, que se prepara como los baños de asiento. Aquí también se puede utilizar el mismo baño tres veces. El agua no debe cubrir el corazón.

Recientemente he obtenido muy buenos resultados con cataplasmas de **Pánace heraclio** aplicadas sobre todo el cuerpo. Las hojas frescas de esta planta (que se consideran como el mejor forraje para los conejos) se lavan, se machacan y se aplican sobre una sábana con la cual se envuelve el enfermo y se cubre bien con una toalla grande para que se mantenga caliente y se deja actuar toda la noche esta hierba medicinal. Si el enfermo está intranquilo o si se presentan revulsiones en partes delicadas, se interrumpe el tratamiento. Normalmente nota el enfermo las virtudes curativas de las hojas de Pánace heraclio y se duerme tranquilamente. En muchos casos este tratamiento ha traído consigo una mejora notable.

Quisiera mencionar otro remedio que también ha dado muy buenos resultados en la esclerosis múltiple. Se trata de la **leche de yegua,** como alimento dietético para los afectados de esta enfermedad »incurable«. Como en nuestros días la gente se dedica de nuevo a la cría de caballos, no debe ser tan difícil conseguir la leche de yegua. Una conocida mía me escribió que leyó años atrás que un viejo pastor curó con leche de yegua a toda una serie de enfermos que se tenían por incurables.

A continuación les doy un informe de una enferma de **esclerosis múltiple** con **afecciones de la vejiga y del bajo vientre**: »He seguido diariamente sus consejos haciendo por la noche fricciones con tintura de Milenrama en la espalda, frotándome por la mañana y por la noche las piernas con tintura de Pan y quesillo y aplicando compresas de Hierbas Suecas sobre el bajo vientre. También tomo por la mañana en ayunas, media hora antes del desayuno, infusión de Epilobio con gotas de Hierbas Suecas. Ahora, al cabo de cuatro meses, puedo afirmar que sus consejos son muy buenos y que el tratamiento con las hierbas medicinales empieza a rendir efecto. Los terribles espasmos de las piernas se están relajando poco a poco y ya no duelen tanto. Hay días que ya puedo andar un poco en casa sin tener que apoyarme en los muebles o paredes. La vejiga ha vuelto a funcionar normalmente. La regla se presenta cada 3 ó 4 semanas y dura sólo 3 ó 4 días. Es un éxito para mí, aunque sólo sea pequeño. La esclerosis múltiple es una enfermedad muy pertinaz con muchas complicaciones. Las Hierbas Suecas las tomo cada día en pequeñas cantidades con infusión de Ortiga, Milenrama y Pie de león. Con la Celidonia he tenido buenas experiencias. Debajo del ojo izquierdo tenía durante muchos años una costra gruesa que iba acercándose siempre más hacia el ojo. Usaba varios medicamentos que me daba el médico, pero nada ayudaba. Por fin probé con Celidonia (10 días en maceración con aguardiente) y ya casi no se ve la costra. Me alegro mucho sobre cada éxito, aunque sea pequeño, porque me sirve cada día de estímulo para continuar. Ya tengo muchas hierbas preparadas para el invierno.

Sobre los **discos intervertebrales** leí en un libro médico de mis padres: Se rallan tubérculos de **Peonia** y con el cocimiento se toman baños. Parece que la Peonia es buena para la médula y el cerebro. Yo tomé dos baños con ese cocimiento. También preparé una tintura con estos tubérculos y aguardiente y eché un poco en el baño. Me bañé 20 minutos. Al día siguiente ya no me dolían los discos intervertebrales. Esto sucedió hace tres semanas y los dolores no se han repetido.«

Durante una conferencia que di en Rendsburg, Alemania, subió una mujer al estrado y contó que tres años atrás aún estaba en la silla de ruedas. Desde que sigue las indicaciones del folleto »Salud de la botica del Señor« su estado de salud ha mejorado tanto que ya puede andar normalmente y se siente como una persona sana. No tenía la oportunidad de recolectar ella misma las plantas en el campo y las compraba desecadas en la herboristería. La admiración por el esfuerzo realizado y por la paciencia que tuvo, motivó entusiastas aplausos del público.

Los niños **mongoloídes** o **espásticos,** o bien los **niños impedidos** se someten a los tratamientos de hierbas expuestos bajo atrofia muscular y esclerosis múltiple. Las fricciones con las tinturas indicadas y sobre todo los baños de hierbas revivificantes nunca podrán recomendarse suficientemente. En muchos casos de niños espásticos, la enfermedad tiene su origen en el comportamiento de la madre durante el embarazo; en este período conviene abstenerse del consumo de tabaco, alcohol, drogas, pero también del café. – Niños con **trastornos del lenguaje** también se deberían tratar del modo arriba indicado. – En los cuatro casos mencionados es muy importante que se apliquen sobre el cogote compresas de Hierbas Suecas (véase el capítulo »Hierbas Suecas«).

Estreñimiento

Un médico dijo una vez en una conferencia que estuve escuchando en una residencia de ancianos: »Cuanto más se acostumbren a tomar laxantes, más pertinaz será su estreñimiento.« Además se sutilizan los intestinos a causa de la constante reducción de la mucosa.

Trate de normalizar su digestión tomando con cada comida tres cucharadas de **Linaza** con un poco de líquido. Higos y ciruelas que se ponen a remojo durante la noche y se comen, previamente calentados, por la mañana en ayunas o en vez del desayuno también son muy eficaces. Si se dispone de agua de manantial fresca, basta tomar por la mañana un vaso en ayunas. Muy buenos resultados da la infusión de **Achicoria** que tomando media o una taza en ayunas cura incluso los casos más pertinaces.

No quiero dejar de mencionar esta carta que recibí desde Baviera: »Su consejo de tomar infusión de **Achicoria** y **Pan de higos** ha actuado tan favorablemente sobre los intestinos de mi madre, que después de veinte años de problemas, se le ha normalizado la digestión y la evacuación. Ella ya se había hecho con la idea de que nadie ni nada le podría ayudar.«

Receta para el Pan de higos

Se lavan medio kilo de higos secos, se muelen en una máquina de picar carne; después se amasa todo mezclándole 5 g. de hojas de Sen. Se forma a modo de chorizos que se envuelven en papel de estaño y se guardan en la nevera. Cada mañana se come en ayunas un trocito del tamaño de una avellana (niños toman la tercera parte) hasta que la digestión se haya normalizado.

He aquí otro consejo: Hagan cada día ejercicio al aire libre. Cambien su alimentación e incluyan en su dieta fruta, verduras y cereales integrales.

Ahora quisiera contarles cómo me convencí de que la **Achicoria** ayuda en los casos de **estreñimiento.** La Achicoria me hace recordar mis años de infancia y juventud. A orillas de todos los caminos nos llamaban la atención y nos emocionaban las estrellitas azules de esta planta. Aquí en Alta Austria la echo mucho de menos; se encuentra raras veces. Por eso me causó alegría al ver un día en los entornos de una casa recién edificada delante de mi casa una planta de Achicoria con seis flores. Me detuve ante ella y al verla toda llena de polvo pensé: »A pesar de tu estado deplorable me llevo tus seis flores.« Cada día suelo hacer para mi familia y para mí seis tazas de infusión de hierbas medicinales, así que al día siguiente puse en la mezcla esas seis flores de Achicoria. Con eso mi taza contenía la esencia de una flor. La taza de infusión que tomé aquella mañana provocó después de cada comida, es decir, tres veces al día, una evacuación normal y abundante. Ese hecho no me dejó en paz hasta que encontré en un viejo herbario la explicación: La Achicoria combate eficazmente la obesidad. Me parece que un tratamiento con Achicoria, que provoca evacuaciones abundantes y normales, sería la mejor solución para que las personas con exceso de peso adelgazaran.

Fimosis

Según el Dr. Dirk Arntzen de Berlín, hay un método para curar con baños la fimosis en los niños. Se prepara un baño con 50–70 l. de agua caliente con 10–20 ml. de una solución al 10 % de **Sulfato de Potasio** (preferentemente recién preparado en la farmacia); durante el baño se retira el prepucio. A veces ya se aprecia el efecto después del cuarto baño; pero más de diez baños no tienen sentido. La edad más adecuada parece ser entre los 4 y 7 años de edad; pero también se pueden curar niños hasta los diez años. Con este tratamiento se ha podido evitar la operación en muchos chiquillos. Desgraciadamente en los mayores este método no tiene éxito. También ayudan **baños de Malva.** Para los niños se toma un puñado de Malva que se prepara en frío, dejando la hierba a remojo durante la noche. Los mayores necesitan unos 100 g. de hierba por cada baño de asiento.

Fístulas

Se toman en uso interno tres veces al día una cucharadita de **Hierbas Suecas** (en casos muy graves cada vez una cucharada sopera) diluidas en infusión de Manzanilla sin azúcar. En uso externo se hacen lavados con una mezcla de tisana compuesta de **Hiedra terrestre, Cola de caballo** y **Linaria vulgaris,** en partes iguales. Después de los lavados se untan las fístulas con gotas de Hierbas Suecas o se aplica un algodón empapado con estas gotas. También se recomiendan **baños de asiento** de **Cola de caballo** y **cataplasmas al vapor** de **Cola de caballo** (véase en »Cola de caballo«).

Una mujer de Baviera de 51 años de edad padecía desde hacía 28 años de una **fístula en el pómulo.** Me comunicó lo siguiente: »No puedo describir todo lo que he sufrido esos 28 años. Me aconsejaban que me hiciera operar pero no lo consentí, ya que el profesor tenía dudas sobre el resultado de una intervención quirúrgica. Entonces fui a la consulta de un médico naturista que me ordenó un régimen de crudos y una cura de respiración terapéutica, lo cual me alivió mucho pero no me curó. Por fin empecé en primavera a coger los primeros brotes de **Ortiga** y a tomar diariamente tres tazas de la infusión, cada taza con una cucharadita de Hierbas Suecas. A los 15 días se curó mi fístula y todos los dolores habían desaparecido. Para mí y para todos los que me conocían fue como un milagro.«

Gusanos

Desde tiempos remotos se sabe que las **semillas de calabaza** son un remedio contra los gusanos. A los niños se les da contra los **oxiuros** diariamente de 10 a 15 pepitas peladas, a los mayores de 20 a 30; la pielecita fina no se quita y hay que masticarlas bien. Una hora después se toma una cucharadita de aceite ricino.

También se recomiendan las pepitas para facilitar la expulsión de la **solitaria.** Siguiendo un régimen riguroso se comen 80–100 pepitas (sin quitar la pielecita), distribuidas en cuatro raciones y masticándolas bien. Media hora después se toma cada vez media cucharadita de aceite de ricino. Si es necesario se puede repetir la cura ya que no causa ningún daño.

Los **ascarides** se combaten con un viejo remedio casero, **zanahorias y remolacha roja.** También ayuda el jugo crudo de **Choucroute,** así como el **Rábano rústico,** la **Cebolla** y el **Ajo** hervido con leche.

Hemofilia

Contra este mal que, gracias a Dios, es muy raro, ayuda el siguiente tratamiento de hierbas: **Verónica, Pie de león, Pan y quesillo, Milenrama** y **Cola de caballo,** mezclado en partes iguales. De la infusión hay que tomar diariamente por lo menos cuatro tazas distribuidas durante el día. Se prepara con ¼ l. de agua hirviendo y una cucharadita colmada de hierba, que se escalda y se deja reposar un minuto. Además se hacen cada 15 días baños de asiento a temperatura agradable a base de las hierbas indicadas. Duración del baño: 20 minutos. El baño se puede utilizar dos veces más, volviendo a mezclarlo con las hierbas y calentándolo cada vez.

Herpes zoster

El jugo suave de **Siempreviva mayor** *(Sempervivum tectorum)* calma rápidamente los dolores profundos del Herpes zoster. Se cortan a lo largo unas cuatro o cinco de las hojas carnosas y se ponen en un plato. Con el jugo que aparece en la superficie se untan varias veces al día las partes enfermas del cuerpo. También se puede extraer el jugo mediante una licuadora. El enfermo notará desde la primera aplicación un gran alivio. En un antiguo herbario se encuentra la siguiente receta:

25 g. de corteza de Roble	1 l. de agua fría se pone al fuego con 4 cucharadas de la mezcla; cuando arranca la ebullición se retira del fuego y se deja reposar tres minutos. Con el cocimiento tibio se untan repetidas veces al día suavemente las partes enfermas. Los residuos se aplican durante la noche, calentados ligeramente y envueltos en un lienzo, sobre las zonas afectadas de la piel.
10 g. de Pie de león	
25 g. de Avena	
10 g. de Manzanilla	
25 g. de Salvia	
10 g. de Meliloto	

Hipo

La infusión de **frutos de Eneldo** es un remedio agradable y muy eficaz contra el hipo. Se toma una cucharadita de los frutos por ¼ l. de agua hirviendo, que se escalda y se deja reposar brevemente. No se endulza.

Inapetencia en los niños

Una madre joven se quejaba de que su hijo de dos años padecía de inapetencia crónica, estaba siempre cansado y desanimado, costaba mucho sacarlo de casa para dar paseos y tenía muchas ojeras. Esto cambió de la noche a la mañana cuando según mi consejo lo metió en un **baño de cuerpo de Serpol**, preparado con 50 g. de hierba. (Se deja el Serpol toda la noche a remojo en agua fría; el baño dura 20 minutos y no debe cubrir el corazón; el mismo baño se puede utilizar dos veces más, volviéndolo a mezclar con las hierbas.) Aparte de los baños, el niño tomaba cada día una taza de infusión de **Ortiga** a sorbos espaciados. La madre me contó llena de alegría que su hijo había cambiado completamente. El apetito iba aumentando y le gustaba mucho estar fuera e ir de paseo. Dijo que era divertido ver como el niño recordaba a su madre que no olvidara la tisana de Ortiga y solía decir »sólo un trago«.

Irritación del apéndice

»Si se bebiera de vez en cuando una taza de infusión de **hojas de Zarza** frescas, jamás se presentaría una irritación del apéndice.« Esta frase, dicha por un médico de cabecera de mi infancia, me vino a la memoria cuando un día se despertó mi hijo de siete años todo pálido y con dolores en la zona del apéndice. Llamé al médico y enseguida preparé la infusión de Zarza. Mientras el niño bebía la infusión le volvían los colores de cara. El médico ya no pudo constatar ninguna irritación del apéndice.

Lagrimeo excesivo

Para combatir este mal tan penoso se mezclan 10 g. de **Eufrasia**, 10 g. de **Valeriana**, 15 g. de raíz de **Cardo santo,** 10 g. de **flores de Lila**, 15 g. de **Pie de león**, 20 g. de **Manzanilla** y 10 g. de **Ruda**. Por cada medio litro de agua se toma 15 g. de hierba que se pone a remojo durante la noche y se calienta al día siguiente hasta que arranca el hervor. Después se remueve todo, se retira del fuego y se deja reposar tres minutos. Se deja enfriar un poco y después se aplican sobre los ojos cerrados unos trocitos de tela empapados con la tisana todavía un poco caliente. Se dejan actuar durante media hora y se repite varias veces. Después se cubren los ojos con un paño seco y se reposan.

Lesiones de la espina dorsal

En este caso, la **pomada de Galio** da resultados extraordinarios. Esta se prepara al igual que la pomada de Maravilla (véase en »Maravilla«). La pomada se aplica desde abajo hacia arriba a lo largo de la columna vertebral. Es muy importante hacer también fricciones con **tintura de Milenrama** y de **raíces de Consuelda** (véase en Generalidades »Tinturas«) y de tomar aparte **baños completos de Serpol** y **Milenrama** (véase en Generalidades »Baños completos«).

Mal olor de la boca, lengua sucia

El mal olor de la boca no sólo es desagradable para uno mismo sino también para los que le rodean. En primer lugar el médico debe diagnosticar el origen del mal olor. Puede tener diferentes causas: **Dientes malos,** que hay que curar, **úlceras de la boca**, **anginas**, **supuración de la mucosa nasal**, pero también por **trastornos del estómago,** por falta de **ácido gástrico** o por **estreñimiento.** En este último caso hay que hacer lo necesario para conseguir una digestión normal.

Las úlceras de la boca se combaten con gargarismos de infusión de **Galio** caliente y las anginas con gárgaras de infusión de **Salvia.** Contra la supuración de la mucosa nasal se inhala por la nariz infusión de Salvia templada. En muchos casos se elimina el mal olor de la boca con unas gotas de **aceite de Enebro** que se diluye en un vaso de agua tibia y se bebe a sorbos espaciados. También ayudan a veces las **semillas de Eneldo** masticándolas lentamente. Si el mal olor de la boca se debe a **afecciones de la cavidad bucal** es muy indicado hacer repetidas veces gárgaras con 30–40 gotas de **tintura de Mirra** diluidas en agua tibia.

La infusión de **Ajenjo** es un remedio excelente contra la lengua sucia y el mal olor de la boca. No es verdad lo que creen muchos de que el Ajenjo es sano y no puede hacer daño. No hay que abusar. Se toma sólo media cucharadita todo lo más por cada taza.

Malos resultados en el colegio
(en niños)

Una madre me contó desesperada que su hijo de 10 años no tenía ningún interés en el colegio; los maestros le habían advertido que el chico no seguía lo que se explicaba en clase y que no sabían qué hacer con él. El niño, que antes apenas había estado enfermo y había hecho mucho deporte, estaba ahora siempre muy pálido y tenía ojeras muy marcadas. Según mi opinión estaba malo, por lo cual le aconsejé a la madre que le diera diariamente dos tazas de **infusión de Ortiga** fresca con una cucharadita de **Hierbas Suecas** por taza. En el corto plazo de seis semanas hubo varias sorpresas por parte de los maestros, de los padres y del chiquillo mismo. Este empezó a sacar buenas notas y los buenos resultados que obtuvo tan repentinamente le estimularon a seguir mejorando siempre más en el colegio.

Los fallos en la escuela no se deben siempre a la pereza del niño, sino que pueden estar motivados por trastornos orgánicos durante el crecimiento, como se ve en este caso. Aquí han ayudado rápidamente las más modestas hierbas medicinales.

Menstruación excesiva

En el caso de menstruaciones excesivas se toma por la mañana, media hora antes del desayuno, una taza de infusión de las siguientes hierbas bien mezcladas: 25 g. de flor de **Arnica,** 50 g. de raíz de **Valeriana,** 25 g. de **Liquen de Islandia,** 25 g. de **Toronjil,** 25 g. de **Milenrama** y 25 g. de **Salvia.** Se toma una cucharadita colmada de la hierba, se escalda con ¼ l. de agua hirviendo y se deja reposar tres minutos. Se debe seguir tomando la infusión aun cuando las reglas se hayan normalizado. Estas hierbas actúan favorablemente sobre el bajo vientre y previenen los trastornos de la menopausia. Su efecto se deja sentir durante muchos años.

Hace algunos años una mujer joven me pidió esta receta. Padecía de menstruacioes increíblemente abundantes y la habían operado dos veces en la clínica de su hermano que era ginecólogo; pero todo fue en vano. La infusión arriba indicada le ayudó tan rápidamente como a mí cuando después de un tifus muy grave las menstruaciones duraban mucho y no se podían contener con nada. Entonces mi médico tuvo la idea de probar un tratamiento con hierbas. Así llegó esta receta tan maravillosa a mis manos. Más de un año y medio había sufrido de mestruaciones que a veces duraban quince días. Las infusiones de hierbas me ayudaron exactamente a las 4 semanas de tomarlas y normalizaron mi menstruación. Seguí tomando esta tisana durante cinco años sin interrupción.

Neuralgia facial

Flores de **Manzanilla, Gordolobo, Milenrama** y **Serpol** cogidas a pleno sol se meten frescas o ligeramente desecadas en un saquito de tela, que se aplica a la parte dolorida de la cara. Es importante que se cojan las flores cuando el sol esté en lo alto, porque es cuando la planta produce el máximo de aceites etéreos, los cuales tienen tan buenas virtudes curativas.

Además se toman diariamente cuatro tazas de infusión de las plantas indicadas, a sorbos espaciados. La hierba se escalda y se deja reposar brevemente. Si se presentan dolores espasmódicos, se lava la cara con una infusión tibia de **Ortiga,** se frota la misma y se aplica una almohadilla de **Licopodio.**

También se recomiendan compresas faciales de Hierbas Suecas, que se aplican estando acostado. Tres cucharaditas diarias de Hierbas Suecas diluidas en la infusión arriba indicada también dan alivio.

Osteoporosis

La semilla molida de **Alholva** (harina de Alholva) da muy buenos resultados en el tratamiento de la **osteoporosis,** así como en los **tumores de los huesos** y las **inflamaciones de la médula ósea.** Se toma cuatro veces al día, cada vez media taza de infusión de Milenrama. Dos de estas medias tazas de infusión se mezclan cada una con media cucharadita de harina de Alholva. También se toma una vez al mes un baño de cuerpo de Milenrama preparado con 200 g. de hierba (duración del baño: 20 minutos). El baño no debe cubrir el corazón. Además conviene untar el cuerpo cada día con tintura de Milenrama. Las flores de Milenrama cogidas al sol se meten en una botella y se cubren de aguardiente de 38–40 º; se macera diez días al sol.

Panadizo

Se hacen varias veces al día durante media hora baños calientes de infusión de **Manzanilla.** Después conviene aplicar un ungüento emoliente (contra los abscesos) y un vendaje de arcilla. A continuación un antiguo remedio casero: »Se hierve ajo con leche y en este líquido se baña la mano durante media hora.« Si se forma pus en el dedo se aplica una cataplasma de **Linaza** molida y después de abrirse el tumor se hacen baños de Manzanilla. Finalmente se aplican compresas de aceite de Hipérico.

Otro antiguo remedio casero se obtiene de la siguiente manera: Se mezclan en partes iguales **Consuelda mayor, Malvavisco, raíz de Helecho** y **flor de Saúco.** 15 g. de esta mezcla se ponen a macerar durante la noche en ½ l. de vino blanco. Al día siguiente se calienta hasta que rompa a hervir. Se baña el dedo durante dos horas en este vino tibio; después se pulveriza un trozo de tiza y con este polvo se cubre el dedo y se venda con un trapito.

La Psoriasis »incurable«

De todas partes de Austria y Alemania vienen a pedirme ayuda enfermos afectados de psoriasis, un mal que los médicos tienen por incurable. Nosotros que creemos en las virtudes de las hierbas medicinales de la botica del Señor, sabemos que entre la gran abundancia de plantas que se crían en los prados y bosques encontraremos un remedio adecuado.

Hay varias clases de esta enfermedad atormentadora: la así llamada psoriasis roja que se manifiesta en forma de manchas purpúreas circunscritas, otra que cubre la piel a modo de escamas y la tercera que engrosa la piel a modo de cuero llenándola de grietas, las cuales se profundizan hacia la noche hasta que se abren, causando así al enfermo dolores insoportables. Además se presentan terribles picores que suponen una carga para los nervios de cada paciente. De la piel se sueltan cada día a cada movimiento montones de escamas.

Hace años me contaron el caso de una mujer de 38 años que tenía toda la piel, desde el cuello hacia abajo, corácea y agrietada y se le había caído todo el pelo de la cabeza. Su vida era un calvario sin fin. En el hospital trataban de aliviar sus dolores metiéndola hasta el cuello en un saco de nylón; así la piel se ablandecía un poco y dolía menos. Pero no conseguían curar el mal. En aquel tiempo yo ya estaba convencida de que tal enfermedad sólo se podía curar mediante una dieta y hierbas purificantes y desintoxicantes. Cuando empezó a tomar la mezcla de tisana y la dieta que le recomendé, la mujer mejoró y en medio año se manifestó el éxito. En ese breve tiempo había recobrado la cabellera y la piel estaba lisa y sin manchas. Desde entonces he podido ayudar a muchos que padecían de psoriasis. Esta enfermedad se debe a un **trastorno del hígado.** Por eso, aparte del tratamiento con hierbas, se debe seguir una dieta rigurosa: hay que evitar los embutidos (menos los dietéticos), la carne de cerdo y el jamón, así como las sopas preparadas con estas carnes, toda clase de ácidos como vinagre, sidra, vino, limones, naranjas, toronjas, la fruta de bayas y sus jugos, incluso las grosellas negras, manzanas crudas, café, chocolate, cacao y miel de abeja ya que ésta produce ácidos que hacen daño al hígado enfermo. Además hay que abstenerse de pescado en conserva o ahumado, carne de lata, legumbres secas como guisantes, judías y lentejas y de toda clase de bebidas alcohólicas.

Se puede tomar leche y sus derivados, así como comidas preparadas con leche, carne ligera como la de ternera y de pollo, carne de vaca hervida, venado, pescado fresco o congelado, verdura ligera y cada día, en vez de fruta fresca, mucha compota de manzana.

Mezcla de hierbas

10 g. de corteza de Roble
30 g. de corteza de Sauce
40 g. de Ulmaria
20 g. de Fumaria

20 g. de conchos de Nuez
30 g. de Celidonia
50 g. de Ortiga
30 g. de Verónica

30 g. de Maravilla
20 g. de Milenrama

Todas las hierbas se mezclan bien y se toma por taza una cucharadita colmada de la mezcla que se escalda y se deja reposar tres minutos. Siempre que sea posible utilice las hierbas frescas. De esta infusión se bebe a lo largo del día 1,5–2 litros a sorbos espaciados. Cada trago es absorbido y transformado inmediatamente por el organismo.

La piel se debe untar dos veces al día con manteca de cerdo (de los intestinos). Si se trata de psoriasis costrosa que se extiende sobre todo el cuerpo, hay que preparar una pomada con el jugo fresco de Celidonia que se obtiene mediante una licuadora. Por cada 5 g. de jugo se toma 50 g. de manteca de cerdo (de los intestinos), que se mezcla bien y se guarda en la nevera. También se puede utilizar pomada de Malva que se prepara del mismo modo.

Aparte se recomiendan baños con un cocimiento de **Hierba de San Roberto.** Los baños completos de **Malva** y **Cola de caballo** también alivian los picores y contribuyen a la curación. Se preparan mezclando las hierbas en partes iguales y dejándolas en maceración con agua fría durante la noche; 200 g. por cada baño: 20 minutos de duración; el corazón no debe estar cubierto por el agua del baño. – Todos estos tratamientos ayudan también a curar la **neurodermitis.**

Dos niños de una familia tenían psoriasis. La niña de 12 años tenía la enfermedad desde la edad de 2 años; el niño padecía desde hacía 9 meses de este mal. Los padres hicieron todo lo posible; con la niña habían consultado a muchos médicos, fueron incluso a Suiza, pero no se mejoró. Con las hierbas que los niños mismos recolectaron con gran afán durante el verano pudieron liberarse de esta enfermedad. La madre contó que la niña tenía ahora la piel tan lisa como un bebé. Todavía sigue bebiendo la infusión en cantidades menores.

En otro caso una niña de 12 años tenía desde la edad de 2 años toda la cara desfigurada por las manchas rojas de la psoriasis. Los padres estaban desesperados y también hicieron todo para liberar a su hija de ese mal. Después de seguir durante 4 meses mis consejos contra la psoriasis volví a ver a la niña y ya tenía la piel de la cara normal.

Una comerciante de un pueblo de Alta Austria tenía en muchas partes del cuerpo manchas rojas de psoriasis. Le recomendé el tratamiento arriba indicado y al mes ya se pudieron ver los buenos resultados. Las manchas rojas desaparecieron poco a poco. Lo mismo sucedió a un molinero cerca de Maguncia: en poco tiempo se le quitaron con este tratamiento las manchas rojas.

Una monja que había sufrido 30 años de psoriasis empezó a principios de octubre con la cura de infusión y la dieta. En Navidad me comunicó que la enfermedad se había curado.

En octubre de 1972 me enteré de que una joven mujer, madre de tres hijos, padecía de esta terrible enfermedad. La tuvo después de una ictericia por lo cual sospeché que la enfermedad venía de un trastorno del hígado. La mujer tenía toda la piel cubierta de escamas, incluso el cuero cabelludo. El pelo se le había ido cayendo y llevaba una peluca para salir de casa. Cada movimiento que hacía provocaba una lluvia de escamas. Por la noche la piel empezaba a trabajar y se formaban grietas profundas. La mujer que durante el día ayudaba a su marido en su trabajo de tapicero y después solía coser hasta medianoche para sus hijos, empeoró de tal manera que a las ocho de la noche ya no podía mantenerse en pie y tenía que acostarse. Se untaba el cuerpo con aceite y se envolvía con una sábana. Estuvo unas cuantas veces durante varias semanas en el hospital. Lo único que le hicieron allí para aliviarla un poco, fue meterla hasta el cuello en un saco de nylon bien atado para que sudara y se ablandara la piel. Finalmente se curó completamente en medio año al tomar la infusión de hierbas purificantes de la sangre y seguir la dieta indicada. En diciembre del mismo año ya no tenía aquel agotamiento y cansancio. Antes de Pascua del próximo año tenía la piel lisa y una hermosa cabellera.

Una carta de Munich: »En septiembre de 1977 le pedí un consejo para curar a nuestro hijo Martín que entonces tenía 13 años. Según los médicos tenía neurodermitis. 13 años habíamos estado consultando un pediatra después de otro, clínicas dermatológicas y médicos naturistas pero todo fue en vano. Los médicos siempre le administraban cortisona. A los 7 años estuvo dos meses en Davos. Allí el médico nos declaró que el niño sufría esta enfermedad ya en su nacimiento y que no tenía curación. Cada ataque se tenía que combatir con cortisona. Lo que siguió en las semanas y años después de aquella cura en Davos fue terrible: continuos ataques de fiebre, purulencias en las plantas de los pies hasta los tobillos, las palmas de las manos llenas de pus, heridas abiertas en las corvas, en el cuello y la cara e incluso en los lóbulos. Lo peor eran los picores que no cesaban y los dolores insoportables al andar que le causaban las glándulas inguinales tan hinchadas que parecían huevos de paloma. En septiembre de 1972 se puso tan mal que tuvimos que llevarlo al hospital de Schwabing. Los médicos hablaban de una sepsis de la piel. Después de un tratamiento intensivo con cortisona, el niño tuvo una apendicitis purulenta. Entonces el médico nos dijo: ›Pueden estar contentos de que fue el apéndice; otros niños cogen después de este tratamiento úlceras de estómago.‹
A Martín se le presentaron nuevamente erupciones que según pruebas de laboratorio provenían de hierbas, polen, pelos, hongos y varias clases de polvo. Entre febrero de 1973 y julio de 1978 lo desensibilizaron, pero no se mejoró. Desde septiembre de 1977 Martín está tomando cada día, según su buen consejo, 1,5 l. de infusión contra la psoriasis, sobre la cual usted escribe en su folleto. Al

principio bebía la infusión a disgusto, lo que no nos extrañaba, ya que había probado tantas cosas en vano. Había perdido la esperanza. Su primera reacción después de tomar la tisana fue: ›Mamá, ahora orino siempre mucho.‹ A los 15 días cuando entré en su habitación para despertarle me dijo: ›Mamá, anoche me dormí apenas me acosté.‹ El ir a la cama para Martín siempre, ya desde bebé, había sido una pesadilla. Todo le picaba y se rascaba, no podía dormirse, estaba horas y a veces la mitad de la noche despierto. Desde aquel día que se durmió enseguida, Martín estaba convencido de que la infusión le hacía buen efecto y hacía todo por vaciar la botella que le preparaba. Ahora la piel ha mejorado considerablemente. De vez en cuando aún se rasca, pero desde que toma la infusión no ha tenido ninguna infección. A veces no lo podemos creer. Desde enero de 1978 no tiene que llevar vendas ni guantes de hilo. Martín va ahora a un colegio superior. El año escolar de 1977/78 fue para él el primero sin tener que ausentarse por su enfermedad durante semanas o meses. Usted no se puede imaginar cómo progresa este año. Desde septiembre de 1978, después de cuatro años, toma otra vez parte en las clases de deporte y está contentísimo. En julio concluyó la desensibilización. Los médicos del hospital no se explican cómo ha mejorado tanto la piel del chico.«

En verano de 1979 vino a verme un médico especialista de Alemania con su hijo de 21 años, que padecía desde su nacimiento de **neurodermitis**. La vida del joven había sido un martirio continuo. Al principio del tratamiento con hierbas frescas tuvo reacciones violentas, como nariz tapada y presión en la cabeza. Los baños de Cola de caballo le sentaban bien, los de Hierba de San Roberto menos, aunque ejercían un efecto favorable sobre la piel. Contra la piel seca, utilizaba una pomada de Hamamelis mezclada con jugo fresco de Malva, la cual le hacía mucho bien.
En este caso también ha ido mejorando el enfermo. Sobre todo está seguro de que se curará completamente. A mitades de octubre 1979 ha vuelto a emprender sus estudios de Derecho.

Riñones: arenillas y cálculos renales

En este caso se recomienda la **esencia de Ortiga** que se utiliza en la homeopatía; se toma diluida en agua. Esta esencia la venden en las farmacias, tiendas dietéticas y droguerías. El modo de empleo está indicado en la botella.

Según el capítulo sobre **Cola de caballo**, los baños de asiento con esta hierba, bebiendo simultáneamente infusión de Cola de caballo caliente, eliminan rápidamente las arenillas renales y vesicales y las piedras renales. En viejos herbarios dicen que con **Hierba de San Roberto**, **Violeta olorosa** y **Gayuba** también se eliminan con rapidez las piedras renales. Hay personas a las que no les sienta bien la Gayuba por su alto contenido en tanino. Les provoca vómitos, mareos e inapetencia. Por eso se puede tomar, en vez de Gayuba, hojas de Peral borde que tienen el mismo efecto en el caso de cálculos renales. – La **Agrimonia** con sus flores amarillas que florecen de junio a septiembre a modo de espigas doradas en los bordes de los caminos, en los linderos de los bosques y en los ribazos, así como a orillas de los cultivos, en los matorrales y en las ruinas, se utiliza para preparar una infusión excelente contra las arenillas y los cálculos renales. Una mezcla de **Agrimonia, Gatuña, Pan y quesillo** y hoja de **Abedul**, 20 g. de cada hierba, son un remedio extraordinario. Las hierbas se escaldan y se deja reposar la tisana un minuto.

Sudores nocturnos

Un buen remedio casero contra los sudores nocturnos lo constituye la **Salvia**, una hierba de gran prestigio desde tiempos remotos. Se prepara una infusión que se bebe por la mañana en ayunas durante un cierto período. La planta elimina del cuerpo las sustancias que causan los sudores nocturnos. La siguiente mezcla de tisana recomendada en antiguos herbarios es un remedio probado contra este mal: **Salvia, Pie de león** y **Cola de caballo,** mezcladas en partes iguales (20 g. de cada hierba). Se escalda y se deja reposar un poco. Durante una temporada se bebe por la mañana, antes del desayuno, una taza. Las hierbas fortalecen todo el organismo y eliminan así los sudores nocturnos. Cuando estuve la última vez, como todos los años, en un balneario sometida a una cura de baños de Kneipp, una señora mayor me contó que sudaba mucho por la noche y me preguntó si yo sabía algún remedio. Le aconsejé que tomara cada día antes de acostarse una taza de infusión de Salvia. Unos días más tarde nos encontramos durante un paseo. Dijo que era increíble, que después de haber tomado durante cuatro días la infusión de Salvia ya no sudaba por la noche. Le contesté sonriendo: »¡Me parece que ahora sí estará convencida de lo rápido que ayudan las hierbas!«

Sueño intranquilo
(en niños)

Cuando los niños tienen un sueño agitado y dan vueltas de un lado para otro, entonces ayuda instantáneamente un baño con **flor de Tila,** a menos que el lugar donde se encuentra la cama del niño no esté bajo la influencia de irradiaciones nefastas. Se llena un cubo grande hasta la mitad de flores de Tila y se dejan en maceración con agua fría durante la noche. Al día siguiente se calienta todo y se mezcla el líquido con el agua del baño. Duración del baño: 20 minutos. Este baño se puede utilizar dos veces más. Hay que procurar coger las flores cuando el sol esté en lo alto.

Temblor de los miembros

Para combatir ese mal se toman 50 g. de **Hipérico,** 20 g. de **Satirión,** 20 g. de **Primavera** y 10 g. de gálbulos de **Enebro** y se deja todo 15 días en maceración en un aguardiente de 38–40 º al sol o cerca de la lumbre. De esta tintura se toma cada hora de 15 a 20 gotas diluidas en la mezcla de tisana indicada a continuación. De la tisana se toman tres tazas diarias; por cada taza se emplea una cucharadita colmada de hierba. Mezcla de tisana: hojas de **Fresno,** flores de **Hipérico, Milenrama, Salvia** y **Cola de caballo,** 20 g. de cada hierba y todo bien mezclado. Además se hacen baños de asiento de yemas frescas de **Abeto, Hipérico, Milenrama** o **Serpol.** Por cada baño se toman 100 g. de hierba. Conviene hacer tres baños cada 15 días ya que el uso externo de las hierbas apoya considerablemente el tratamiento (véase en Generalidades »Baños de asiento«).

Uñas – inflamación de la raíz, lesiones

Contra la inflamación de la raíz se prepara una maceración de 50 g. de **Malva.** Se deja la hierba 24 horas en agua fría a remojo; antes de acostarse se calienta y se toman baños de pies o manos, de 20 minutos de duración. Estos baños se pueden utilizar dos o tres veces guardándolos en un lugar fresco. Después del baño se unta la uña inflamada con pomada de Maravilla y se aplican compresas de Hierbas Suecas. Las uñas frágiles o lesionadas se curan con jugo de **Cebolla** o jugo de **Ranúnculo** *(Ranunculus acer).* La cebolla se parte por la mitad y con la parte jugosa se frotan a menudo las uñas. También se puede extraer el jugo de la cebolla.

El Ranúnculo, que se cría a orillas de bosques y praderas, también es muy eficaz. Se parte el tallo gordo y con el jugo se untan varias veces las uñas. Pero hay que repetir este procedimiento durante un cierto período; solamente una vez no ayuda nada.

Consejos para curar enfermedades malignas

Bajo vientre
(ovarios y matriz)

Se prepara una mezcla de hierbas con 300 g. de **Maravilla** y 300 g. de **Milenrama**. Con 6–8 cucharaditas repletas de la mezcla se preparan diariamente de 1,5 a 2 litros de infusión que se bebe a lo largo del día a sorbos espaciados. Tres cucharadas soperas de **Hierbas Suecas** se diluyen en un poco de tisana y se beben repartidas antes y después de cada comida.

Además hay que tomar cada semana **baños de asiento de Milenrama** (véase en Milenrama »Modos de preparación«). Después del primer baño se vuelve a mezclar el líquido con las hierbas y así se puede utilizar el baño hasta tres veces, volviéndolo a calentar cada vez. Si el enfermo lo soporta puede tomar cada día un baño de Milenrama. En caso de dolores conviene aplicar además cataplasmas al vapor de **Cola de caballo** y **compresas de Hierbas Suecas** (véase en »Tumores«).

He aquí una carta de una señora de R./RFA del 4 de febrero de 1980: »Siento la necesidad de escribirle y darle las gracias. En diciembre de 1978 estuve cuatro meses en el hospital a causa de dos vértebras fracturadas. Durante ese tiempo tuve ocasión de estudiar detenidamente su folleto. En febrero de 1979 mi cuñada fué dada de alta en el hospital por un **cáncer abdominal** incurable. Los médicos le dijeron a mi hermano que a su mujer sólo le quedaban unas cuatro semanas de vida y que ya no había ningún remedio para ella. La enferma ya no podía comer nada y el cuarto olía a podrido. Entonces empezó con el tratamiento de las hierbas según su folleto. Bebía cada día 2,5 litros de una mezcla de tisana compuesta de **Milenrama, Ortiga** y **Maravilla;** por la mañana, a mediodía y por la noche tomaba una cucharada sopera de **Hierbas Suecas** diluida en infusión. También se aplicaba **compresas de Hierbas Suecas** sobre el vientre. Al poco tiempo volvió a tener apetito, empezó a comer y ya no se olía a podrido en su cuarto. Después le salieron de la vagina unos grumos negros. Al principio se asustó mucho, pero se trataba simplemente de la depuración. Hoy ya se ocupa de sus quehaceres, prepara la comida y sale de paseo. Su médico de cabecera que recibió el informe del hospital no había conocido nunca un caso semejante. Pero nosotros sabemos que son los milagros de la botica del Señor.«

Estómago

En este caso se aplica de día durante cuatro horas una **compresa de Hierbas Suecas** sobre el estómago, si es posible conviene que el enfermo esté esas cuatro horas fuera de la cama. Pero en este caso hay que cubrir bien la compresa con un paño para que no se enfríe por la evaporación. Durante la noche se aplican **cataplasmas al vapor de Cola de caballo.** Si se presentan dolores fuertes conviene aplicar estas cataplasmas por la mañana y por la tarde durante dos horas y en la cama (véase en Generalidades »Compresas« y »Cataplasmas de hierbas frescas al vapor«).

Aparte de las cataplasmas y compresas hay que tomar de 1,5 a 2 litros de infusión de **Ortiga** y **Maravilla** (conviene que las hierbas sean frescas), en partes iguales, a sorbos espaciados. Contra el cáncer de estómago incipiente ayuda el jugo fresco de **Aleluya,** de 3 a 5 gotas por hora, con la infusión arriba indicada.

Un veterano de la guerra me escribió en julio de 1979: »Cuando en 1947 salí del campo de prisioneros tenía cáncer de estómago. Tres médicos me mandaron a casa como un caso incurable. No me quedaba otro remedio que la naturaleza de nuestro Señor y me dispuse a buscar las hierbas adecuadas: **Ortiga, Milenrama, Diente de león** y **Llantén** de cuyo jugo tomaba cada hora un trago. A las pocas horas ya noté un gran alivio, sobre todo que el estómago ya no rechazaba lo poco que conseguía comer. Fue mi salvación. Desde entonces me dediqué con gran cariño a las plantas medicinales y pude experimentar con ellas muchas curaciones maravillosas. Nuestro Señor las ha dotado de grandes virtudes. Ahora comprenderá usted el porqué siento tanta simpatía hacia las personas que siguen el mandamiento del amor al prójimo sirviéndose de las plantas curativas y experimentando un milagro tras otro. Por eso, no se deje usted abatir por ciertas críticas que en realidad sólo provienen de fuerzas negativas. La inmensa alegría por las curaciones con hierbas sobrepasa en mucho las imperfecciones humanas que nos causan a veces tantas dificultades.«

Glándulas linfáticas

Se llena una botella hasta el gollete con **Mayorana** de la última cosecha, se cubre todo de aceite de oliva y se deja 10 días en maceración al sol o cerca de la lumbre. Con ese **aceite de Mayorana** se untan las glándulas enfermas, lo mismo que con **pomada de Maravilla** o **aceite de Hipérico** (véase los capítulos »Maravilla« e »Hipérico«).

Con las hojas frescas de **Llantén mayor** o **menor,** o también con hojas de **Petasita** (pertenece a la misma familia que la Fárfara y sus grandes hojas se encuentran a orillas de los arroyos y en los linderos húmedos de los bosques) o **Galio** fresco o tallos y hojas frescos de **Maravilla,** que se lavan y se machacan en el mortero, se hacen compresas que se aplican alternativamente sobre las glándulas dañadas. El enfermo notará él mismo cuál de las plantas le sienta mejor. Es importante que las hierbas estén mojadas en el momento de machacarlas porque así el agua extrae mejor el jugo.

Si ya ha tenido lugar una intervención quirúrgica se pueden aplicar, aparte de las cataplasmas de plantas frescas, compresas de **Hierbas Suecas,** de una duración de cuatro horas. También se recomiendan **fricciones con Hierbas Suecas** y **cataplasmas al vapor de Cola de caballo.** Las compresas y cataplasmas se aplican estando en la cama (véase en Generalidades »Compresas« y »Cataplasmas al vapor«). Por vía interna es imprescindible tomar a sorbos espaciados durante el día de 1,5 a 2 litros de una infusión de la siguiente mezcla de tisana: 300 g. de **Maravilla,** 100 g. de **Cola de caballo** y 100 g. de **Ortiga.** Por cada ¼ l. de agua se toma una cucharadita colmada de la mezcla. Además conviene tomar diariamente 3 cucharadas soperas de **Hierbas Suecas,** diluidas en tisana y distribuidas antes y después de las comidas.

Las afecciones malignas de las glándulas linfáticas suelen ir acompañadas de una **hinchazón endurecida de los brazos o las piernas,** como la llamada **elefantitis.** Los brazos y las piernas empiezan a hincharse, se vuelven insensibles y duros y el enfermo tiene la sensación de que sus miembros son como unos palos que cuelgan de su cuerpo. En este caso se puede aplicar cataplasmas de hierbas frescas, como hemos indicado antes, empezando por las glándulas linfáticas y cubriendo, si se quiere, todas las partes entumecidas. Un remedio excelente contra este mal son las hojas de **Pánace heraclio** *(Heracleum sphondylium),* una planta vivaz con umbelas entre blanquecinas y un rosa claro, que se cría en los prados y escombreras húmedas, a orillas de los cultivos y entre los matorrales sombreados. Sobresale en los prados y en los bordes de los campos por su porte vigoroso y sus hojas grandes que se dividen y subdividen formando a modo de garras de oso. Estas hojas son también un pasto excelente para los conejos. La campesina donde compro la leche me contó que las vacas siempre escogen, entre el forraje, primero estas hojas. De las hojas de Pánace heraclio se recolecta una cantidad grande, se lavan y se machacan, todavía mojadas. Se aplican en forma de cataplasma sobre las partes enfermas, se venda todo bien y se deja actuar toda la noche. El enfermo siente, como por milagro, un gran alivio en su estado desesperado.

Asimismo ayudan los baños con **Malva,** que se pone a remojo en agua fría durante la noche. Con estos baños se disminuye poco a poco la tumefacción. El **jugo fresco de Aleluya** también suele dar buenos resultados untando con él las tumefacciones endurecidas (véase en »Aleluya«).

Hígado, cirrosis

Dos tazas diarias de **infusión de Licopodio,** una por la mañana en ayunas y la otra por la noche media hora antes de la cena, ayudan tanto contra la cirrosis como contra enfermedades malignas del hígado. Se toma una cucharadita rasa de hierba por cada ¼ l. de agua. Con esta infusión se suprimen instantáneamente las dificultades respiratorias características de estas dos enfermedades. Aparte conviene aplicar sobre la zona del hígado, diariamente, durante cuatro horas, **compresas de Hierbas Suecas** (véase en Generalidades »Compresas«). **Cataplasmas al vapor de Cola de caballo** se aplican durante la noche y además dos horas por la mañana y dos horas por la tarde estando en cama (véase en Generalidades »Cataplasmas de hierbas al vapor«).

Las compresas y las cataplasmas hay que cubrirlas y envolverlas bien para evitar un enfriamiento por evaporización.

Huesos

Se toman cuatro tazas al día de infusión de **Milenrama,** ya que esta hierba activa la formación de la sangre en la médula. Además hay que tomar dos tazas de infusión de **Maravilla** y dos tazas de infusión de **Ortiga** para purificar la sangre (procúrese emplear las plantas frescas). Por cada ¼ l. de agua se toma una cucharadita repleta de hierba. Aparte se diluye antes de cada comida (tres veces al día) una cucharada sopera de **Hierbas Suecas** en una taza de infusión y se bebe la mitad antes y la otra después de la comida.

Varias veces al día se hacen fricciones con **tintura de Milenrama** (véase en »Milenrama«), **tintura de Consuelda** (véase en »Consuelda mayor«) y **Hierbas Suecas.** En el caso de que se haya formado un tumor en el hueso, hay que seguir el tratamiento contra »Tumores malignos«. Si los dolores en el hueso se deben a metástasis, se debe tratar la parte del cuerpo de donde provienen.

Intestinos

Una cucharadita rasa de **raíz de Cálamo** se deja en maceración con ¼ l. de agua fría durante la noche; al día siguiente se calienta y se cuela. De esta maceración se toma antes y después de las comidas cada vez un trago, que son seis tragos diarios; no es necesario tomar más.

Además se prepara la siguiente mezcla de hierbas: 200 g. de **Maravilla,** 100 g. de **Milenrama** y 100 g. de **Ortiga,** todo bien mezclado; por cada ¼ l. de agua se toma una cucharadita de la mezcla para preparar la infusión. La ración diaria es de 1,5 a 2 litros. El enfermo debe tomar exactamente cada 15 ó 20 minutos un trago; así la infusión se absorbe bien en el estómago. La experiencia ha demostrado que mediante esta infusión el enfermo recupera el apetito.

Antes de las comidas principales (3 veces al día) se diluye una cucharada sopera de **Hierbas Suecas** en media taza de la infusión (de la ración del día) y se bebe la mitad de esa cantidad media hora antes y la otra mitad media hora después de cada comida a sorbos espaciados. Si al enfermo no le sienta bien esa dosis de Hierbas Suecas, se puede reducir a una cucharadita por cada media taza.

La infusión debe mantenerse caliente en un termo. Además se aplican compresas de Hierbas Suecas sobre todo el vientre. Para ello se moja un pedazo grande de algodón con las gotas y se extiende sobre toda la barriga. Cataplasmas al vapor de **Cola de caballo** también alivian los dolores. Por eso se deben repetir lo más a menudo posible. Conviene aplicarlas por la mañana y por la tarde estando echado, cada vez durante dos horas y más adelante durante toda la noche (véase en Generalidades »Compresas« y »Cataplasmas de hierbas al vapor«).

El 1 de octubre de 1979 vino desde Hamburgo el matrimonio Helmut y Berta E. para agradecerme la ayuda prestada a través del folleto »Salud de la botica del Señor«. La señora Berta E., que ahora tiene 53 años, tuvo un tumor en el bajo vientre como consecuencia de una caída de la escalera y padecía dolores muy fuertes. En enero de 1977 fue operada en una clínica de Hamburgo, pero resultó que el tumor era inoperable a causa de las múltiples adherencias. Después de siete semanas de estancia en el hospital y la pérdida total de su cabello, la mandaron a casa en febrero 1977. Entonces la señora Berta ya sabía que tenía cáncer. En noviembre de 1978 ingresó otra vez en el mismo hospital. Esta vez le abrieron el vientre por la parte derecha. Recibió nuevamente un tratamiento clínico durante siete semanas. En febrero de 1979, durante una cura postoperatoria, se diagnosticó la presencia de un tumor quístico del tamaño de una cabeza de niño en la parte superior izquierda del abdomen. El 20 de marzo 1979 operaron de nuevo a la mujer. Según el diagnóstico se habían registrado **metástasis,** sin duda alguna. Durante cinco semanas nutrían a la enferma artificialmente sin que se manifestara ninguna mejoría. Devolvía instantáneamente todos los alimentos, incluso los semilíquidos.

En aquella época los médicos informaron al marido que su mujer no tenía ninguna esperanza. La pérdida de peso de 80 a 62 kg. hablaba por sí sólo. Pasando por aquel difícil trance alguien regaló al señor Helmut E. mi folleto »Salud de la botica del Señor«. Compró enseguida, en una farmacia de Hamburgo, unos litros de Hierbas Suecas, Maravilla, Milenrama y Ortiga, así como raíz de Cálamo aromático. Con la aprobación de los médicos de la clínica se le aplicaron a la enferma compresas de Hierbas Suecas sobre todo el vientre, tal como está descrito en el folleto. También tomó la mujer las infusiones de hierbas y los seis tragos de maceración de raíz de Cálamo.

A las 48 horas del tratamiento, se constató un cambio inesperado que dejó pasmados a los médicos del hospital y a todas las personas interesadas. La mujer mejoró tan rápidamente que a los 10 días, el 24 de abril de 1979, pudo salir del hospital para seguir el tratamiento en casa. Hay que añadir que la señora E. todavía estaba tan floja que tuvo que permanecer varias semanas en cama. En casa siguió concienzudamente la terapia de hierbas y tisana. Su estado general mejoró de semana en semana. El apetito se podía considerar como bueno y el peso iba aumentando continuamente. El señor E. me escribió más adelante, es decir, el 8 de agosto de 1979, diciendo que tal »milagro se debía a la gracia de Dios«. Muchos de sus amigos, conocidos y familiares se han aficionado a las hierbas medicinales. Al final de la carta escribe entre otras cosas: »Mi mujer y yo autorizamos explícitamente la publicación de ›nuestro caso‹, para infundir así nueva esperanza a las personas enfermas que buscan ayuda.«

Laringe

Sobre todo se necesita **Malva** fresca. Esta planta pierde al desecarla la tercera parte de sus virtudes curativas. Por esto es muy importante que se utilice la hierba fresca, que se deja en maceración durante la noche. La ración diaria son 2,5 litros de la maceración: cuatro tazas para beberlas en el curso del día y seis tazas para hacer enjuagues y gargarismos. Por cada taza se toma una cucharadita repleta de la hierba. Por la noche se deja en maceración con agua fría y al día siguiente se calienta ligeramente y se cuela. Después se puede guardar la tisana en un termo previamente enjuagado con agua caliente o se calienta cada vez al baño María. Cuatro tazas se toman a sorbos espaciados y seis tazas se emplean en gargarismos y enjuagues.

Estas diez tazas curan muy pronto las afecciones malignas de la laringe, aun cuando la enfermedad esté en el último estado. Los residuos de la maceración diaria se guardan y por la noche se calientan con un poco de agua; después se mezcla todo con harina de cebada (que venden en molinos o tiendas dietéticas) y se calienta nuevamente. Con esta papilla caliente se hace una cataplasma que se aplica sobre la laringe y se venda bien, cubriendo después todo con un paño caliente. Después de la primera aplicación ya notará un alivio; a veces recobra la voz después de 4 ó 5 días de tratamiento.

Contra las afecciones del **esófago** se sigue el mismo tratamiento indicado arriba. Aparte de las cataplasmas calientes con harina de cebada, se aplican durante la noche cataplasmas al vapor de **Cola de caballo** (véase en »Generalidades« y »Cola de caballo«) y se hacen gargarismos profundos con Galio recién cogido (véase también en »Lengua«).

Lengua

Galio recién cogido se tritura, se escalda con agua hirviendo y se deja reposar brevemente. Se necesita por día de 6 a 8 tazas de esta infusión; por cada taza se toma una cucharadita repleta de Galio. Durante el día se van haciendo enjuagues y gárgaras bien profundas sin tragar el líquido. Sólo se bebe un trago de vez en cuando. La hinchazón desaparece muy pronto y los dolores se calman a veces ya después de 4 ó 5 días. En la mayoría de los casos la radioterapia ya no es necesaria. Haciendo enjuagues y gárgaras y bebiendo infusión de Galio se cura el enfermo muy rápidamente.

Leucemia

Mezcla de hierbas

20 g. de Verónica	30 g. de Maravilla	25 g. de Ulmaria
25 g. de Galio	30 g. de Celidonia	15 g. de raíz de Diente de león
25 g. de Milenrama	30 g. de Ortiga	
30 g. de brotes de Saúco	15 g. de Hipérico	

Para preparar la infusión se toma de esta mezcla, por cada ¼ l. de agua una cucharadita colmada. A lo largo del día hay que beber por lo menos 2 litros a sorbos espaciados. Es muy conveniente utilizar las hierbas recién cogidas, aunque sean sólo algunas de las indicadas. Como en la mayoría de los casos la leucemia tiene su origen en el **bazo**, hay que tomar aparte 6 tragos de infusión de **raíz de Cálamo aromático,** que se prepara de la siguiente manera: una cucharadita rasa de raíz de Cálamo se deja en maceración durante la noche con ¼ l. de agua fría; por la mañana se calienta y se cuela. De esta tisana se bebe antes y después de cada comida un trago. Además se toman diariamente 3 cucharaditas (se puede tomar hasta 3 cucharadas soperas) de **Hierbas Suecas** diluidas en 3 tazas de infusión de hierbas. Esta cantidad se debe beber distribuida media hora antes y después de cada comida. Se recomiendan también **compresas de Hierbas Suecas,** de duración de cuatro horas, aplicadas sobre la zona del **hígado y bazo,** así como **cataplasmas al vapor de Cola de caballo** (véase en Generalidades »Compresas« y »Cataplasmas de hierbas al vapor«). Conviene evitar toda clase de ácidos, como naranjas, limones, pomelos, jugos de fruta, fruta ácida o cruda, así como comidas con mucha sal y especies, embutidos y carne grasa. Compota de manzana se puede comer toda la que se quiera.

A principios de noviembre de 1978 vinieron a mi casa unos padres desesperados con un hijo que apenas tenía 6 años: Peter W. de N./Alemania tenía leucemia en el último estadio. Todo había empezado en mayo 1978 con fiebre y dolores en las piernas. Como su estado no mejoraba, Peter ingresó a principios de julio 1978 en el hospital de Mannheim donde permaneció once semanas. Cuando salió del hospital no había mejorado. La primera vez que vi a Peter, ya se le había caído el pelo, estaba muy pálido y cansado y sin ganas de comer. Tenía ojeras muy marcadas y se veía que estaba gravemente enfermo. El niño se reanimó enseguida después de tomar el primer **baño de Serpol** (véase en »Serpol«, Modos de preparación) que prepararon los padres según mi consejo. El mismo baño lo utilizaron tres veces, mezclando cada vez, después del baño, las hierbas con el líquido y calentándolo antes de utilizarlo. Después empezó a tomar la mezcla de hierbas arriba indicada. Aunque el chiquillo era todavía pequeño tomaba cada cuarto de hora un trago de la infusión; él mismo miraba el reloj. También seguía estrictamente la dieta indicada. A finales de noviembre de 1978 fueron los padres con el niño al hospital de Mannheim para que le controlaran la sangre. Al profesor le pareció misterioso, el cuadro sanguíneo había mejorado. A mediados de diciembre el cabello le había vuelto a crecer normalmente y fueron otra vez a examinarle la sangre. En el hospital dijeron que el cuadro sanguíneo estaba mejor de lo normal. Los médicos no sabían cómo valorar ese hecho increíble. En abril de 1979 vino Peter, un niño completamente sano, con sus padres a Traunstein (Alta Baviera) en ocasión de una conferencia que di en la Chiemgauhalle. Habían allí 1800 oyentes. Pueden figurarse el aplauso cuando presenté a Peter y conté su caso. En octubre de 1979 también estuvieron los tres en Pforzheim oyendo mi conferencia en la Jahnhalle a la cual asistieron 2.200 personas. Allí también pude presentar al público el niño completamente sano. Peter toma todavía la infusión de hierbas, según me escribió en Navidad de 1979, y su madre le aplica de vez en cuando **compresas de Hierbas Suecas sobre el bazo y el cuello** y le frota el cuello con **aceite de Mayorana,** ya que las glándulas de la garganta también las tenía afectadas. En una hoja de papel me había dibujado con lápices de color las plantas de Maravilla, Ortiga y Milenrama y debajo había escrito »Mis salvadores«, lo cual me causó gran alegría. Los padres van de vez en cuando con el niño al control de la sangre, aunque el chiquillo está sano del todo.

Los controles médicos los considero muy importantes. También encuentro bien que se siga tomando infusión y aplicando compresas, ya que esto protege contra una posible recaída.

Páncreas

Para combatir este mal se sigue el tratamiento indicado bajo el título »Intestinos« (véase más arriba).

Pechos

El tratamiento empieza después de la operación. Las heridas operatorias se untan hasta el sobaco con **pomada de Maravilla** (véase en »Maravilla«, pomada). Los residuos de la preparación de la pomada también se pueden aplicar 4 ó 5 veces; se calientan cada vez un poco. Contribuyen a que la piel se vuelva lisa y recobre el color normal. La pomada de Maravilla calma los dolores tirantes que se manifiestan como consecuencia de una intervención quirúrgica como ésta y que se extienden hasta los brazos. Si las glándulas linfáticas han sido afectadas, se aplican repetidas veces cataplasmas frescas de **Llantén menor o mayor** (véase en »Llantén«, Modos de preparación) y se procede según los consejos descritos en el capítulo »Glándulas linfáticas«.

Además se prepara la siguiente mezcla de hierbas: 300 g. de **Maravilla**, 100 g. de **Milenrama** y 100 g. de **Ortiga**. De estas hierbas bien mezcladas se hace una infusión con una cucharadita colmada por cada ¼ l. de agua. Diariamente se tiene que preparar de 1,5 a 2 litros de infusión, que se toma durante el día a sorbos espaciados. Aparte se diluye antes de las comidas principales (3 veces al día) una cucharada sopera de **Hierbas Suecas** en media taza de infusión (de la ración del día) y se bebe a sorbos la mitad de esa cantidad, media hora antes y la otra mitad media hora después de cada comida.

Contra los dolores se aplican **compresas de Hierbas Suecas** y **cataplasmas al vapor de Cola de caballo** (véase en Generalidades »Compresas« y »Cataplasmas de hierbas al vapor«). Todos los tratamientos indicados se siguen también en el caso en que se formaran nuevas induraciones.

Como los pechos y el abdomen están en estrecha relación, conviene observar también los consejos dados en el capítulo sobre las enfermedades malignas del »Bajo vientre«.

Una mujer me escribió: »Dos semanas después del nacimiento de mi hijo tuve **induraciones en el pecho y una inflamación del pezón** acompañados de fiebre y fuertes dolores. Con una **compresa de Hierbas Suecas** se curó todo de un día a otro. — Soy campesina. Un día me di cuenta de que una de nuestras vacas también tenía una inflamación e induración en la ubre. Pensé que si las Hierbas Suecas actuaban tan rápidamente en los hombres, también podrían ayudar a los animales. Traté de seguir el mismo tratamiento y me alegré mucho cuando dentro de poco tiempo tuve un resultado parecido.«

Piel

Si se trata de una afección maligna todavía cerrada, hay que untarla varias veces al día con el jugo anaranjado de la **Celidonia**. A las personas que no tengan la posibilidad de procurarse del huerto o del campo las hojas y los tallos frescos, les propongo que se planten una mata en una maceta. En el caso de que la enfermedad se manifieste en forma de **herida abierta en putrefacción** y con **secreción maloliente**, se hacen lavados y baños con infusión de **Cola de caballo** y una maceración en frío de **Malva** alternativamente. Las orillas de la herida se mojan primero con **jugo fresco de Celidonia** y cuando éste esté absorbido por la piel, se unta con **pomada de Maravilla** (véase en »Maravilla«). Las hojas de **Llantén mayor y menor,** lavadas y machacadas, se aplican directamente sobre la herida abierta. Si el enfermo no lo resiste por la fuerte tensión o presión, se quita; después se prueba otra vez con otras hojas frescas y lavadas y se repite hasta que el enfermo sienta alivio. También se pueden aplicar durante la noche **compresas empapadas** con infusión de **Cola de caballo** y **Malva.** Por vía interna se toman para purificar la sangre diariamente cuatro tazas de infusión de **Ortiga, Verónica, Maravilla** y **Milenrama,** mezclado todo en partes iguales. Por cada ¼ l. de agua se toma una cucharadita repleta; se escalda con agua hirviendo y se deja reposar brevemente.

A veces sucede que después de operar **nevus maternos** o **nódulos** de la piel se forman llagas purulentas abiertas de carácter maligno. En este caso se sigue el mismo tratamiento descrito contra las heridas abiertas en putrefacción con secreción maloliente. Si el mal se extiende sobre todo el cuerpo, se toman **baños completos** con **Cola de caballo** y **Malva.** Durante la noche se envuelve el enfermo en una sábana, sobre la cual se ha extendido una capa de **Llantén mayor y menor** machacado en forma de papilla. Hoy día va en aumento una clase de enfermedad maligna de la piel que se manifiesta en forma de **manchas oscuras** costrosas y circunscritas; un buen remedio contra estas manchas constituye el **jugo fresco de Galio** (véase en »Galio«, Modos de preparación), que se aplica varias veces al día. El jugo se puede guardar en botellitas pequeñas en la nevera.

A una madre de 30 años le extirparon un nevus materno que tenía en la zona del sobaco y que había empezado a aumentar; se constató que era maligno. Se hicieron cuatro intervenciones quirúrgicas difíciles, ya que las glándulas linfáticas también estaban afectadas. Las profundas heridas operatorias debajo del brazo estaban abiertas e inflamadas. La mujer estaba desesperada; no era capaz de hacer sus trabajos caseros y de cuidar a sus hijos. Tuvo que recurrir a la ayuda de una enfermera de Caritas. Finalmente hizo el siguiente tratamiento de plantas medicinales, el cual le ayudó rápidamente: **Cataplasmas de Llantén** (mayor y menor) fresco (véase en »Llantén«), lavados con tisana de **Malva** y **Cola de caballo,** baños completos de **Serpol** (200 g. por baño) y de la mezcla de hierbas de 300 g. de **Maravilla,** 100 g. de **Milenrama** y 100 g. de **Ortiga,** diariamente 1 litro de infusión, bebida a sorbos espaciados durante el día (una cucharadita colmada de la mezcla de hierbas por cada ¼ l. de agua). Las heridas se curaron exactamente en un mes y la mujer pudo hacer todos sus trabajos sola. Estas son las »maravillas« de la farmacia del Señor.

Pulmón

Se toman diariamente a sorbos espaciados 4 tazas de infusión de **Milenrama** y además una taza de infusión de **Cola de caballo** por la mañana en ayunas y otra por la noche, media hora antes de la cena. Durante el día se mascan raíces de **Cálamo aromático;** se traga el jugo con un poco de tisana de Milenrama y se tiran los residuos. Si se presentan dolores, se aplican durante la noche **cataplasmas al vapor de Cola de caballo** y de día **compresas de Hierbas Suecas** sobre la zona de los pulmones y eventualmente también sobre la espalda (véase en Generalidades »Compresas« y »Cataplasmas de hierbas al vapor«).

Riñones

Es este caso se toma una infusión de hierbas recomendada contra la atrofia renal por el médico naturista suizo, el padre Künzle: **Vara de oro, Galio, Ortiga muerta** blanca y amarilla, mezclado todo en partes iguales. Se beben 4 tazas al día a sorbos espaciados. En tres de estas tazas se diluye una cucharadita de **Hierbas Suecas.**

Además hay que tomar baños de asiento de **Cola de caballo** con 100 g. de hierba por baño. La hierba se pone a remojo durante la noche; por la mañana se calienta todo y se mezcla con el agua de baño. Duración del baño: 20 minutos. Un baño de hierbas se puede utilizar tres veces si se vuelve a mezclar con las hierbas. Durante la noche se aplican sobre la zona de los riñones cataplasmas al vapor de **Cola de caballo** y de día, compresas de **Hierbas Suecas** de duración de 4 horas (véase en Generalidades »Compresas« y »Cataplasmas al vapor«).

Testículos

Desgraciadamente van aumentando los casos en que no sólo los mayores, sino también chicos jóvenes que todavía van al colegio son afectados por esta enfermedad maligna. Quizás contribuya a ello la moda juvenil de llevar los pantalones muy ceñidos al cuerpo. A veces, semanas después de una operación, se manifiestan improvisamente dolores acompañados de tumefacciones en otras partes del cuerpo. A pesar de ello, hay que curar sin interrupción la parte donde la enfermedad tuvo su inicio, es decir la zona de los testículos. Se sigue el mismo tratamiento descrito bajo enfermedades malignas de las »Glándulas linfáticas«.

Tiroides

Se recomiendan gargarismos profundos con tisana de **Galio** y **Malva**. Durante la noche se aplican cataplasmas de hierbas frescas de las mismas plantas. Se lavan las hierbas, se machacan en el mortero y después se aplica esta papilla y se venda todo bien. Quien no disponga de las hierbas frescas, puede utilizar los residuos de las hierbas que han servido para hacer la tisana para los gargarismos. Estos se ponen a calentar con un poco de harina de cebada (que venden en molinos y tiendas dietéticas); la papilla se extiende sobre un lienzo que se aplica sobre la parte enferma y se venda. Durante el día se aplican, estando echado, cataplasmas al vapor de **Cola de caballo** y compresas de **Hierbas Suecas** (véase en »Generalidades«).

Aparte se toman diariamente a sorbos espaciados 1,5 ó 2 litros de infusión de una mezcla de **Maravilla, Milenrama** y **Ortiga,** en partes iguales. De la ración de infusión del día se aparta antes de cada comida, tres veces al día, una taza que se mezcla con una cucharadita de **Hierbas Suecas** y se bebe la mitad media hora antes y la otra mitad media hora después de cada comida.

Tumores

El padre Kneipp dice en sus escritos que la **Cola de caballo** detiene el desarrollo de toda clase de tumores, aunque sean malignos, y los disuelve poco a poco. Yo misma lo he experimentado. ¿Por qué prestamos tan poca atención a los escritos de Kneipp? Cuántos enfermos de muerte podrían salvarse y cuánta pena se evitarían los familiares.

Según mis observaciones, las **cataplasmas al vapor de Cola de caballo** son el mejor remedio contra toda clase de tumores. En una olla con agua hirviendo se coloca un colador o escurridor grande con dos puñados de Cola de caballo y se mantiene todo en el fuego tapado con una tapadera. También se puede utilizar una marmita a vapor para hervir patatas y verduras. Después de un rato se envuelve la Cola de caballo caliente y reblandecida en un lienzo y se aplica a la zona del **tumor** (benigno o maligno), la **úlcera**, el **quiste**, el **adenoma**, el **melanoma**, el **papiloma** o el **hematoma**. En los casos muy graves se empieza ya por la mañana, en la cama, con la aplicación de una cataplasma al vapor que se deja actuar dos horas. Por la tarde se hace otra, también en la cama, y de duración de dos horas; por la noche se aplica la tercera cataplasma que se deja actuar durante toda la noche. Es necesario mantenerse caliente y sudar. La misma Cola de caballo se puede utilizar 3 ó 4 veces. A mediodía se aplica durante cuatro horas una compresa de **Hierbas Suecas.** Primero se unta la parte enferma con **manteca de cerdo** o **pomada de Maravilla** y se aplica un algodón empapado con gotas de Hierbas Suecas; encima se coloca un algodón seco, para que se mantenga todo caliente, se cubre de un plástico y se venda. Con esta compresa bien atada, el enfermo puede estar sentado o moverse dentro de casa. Después de quitar la compresa, se empolva la piel para evitar picores.

Para combatir los **tumores** (benignos o malignos) y las **úlceras** que se encuentran en la superficie de la piel, se aplican cataplasmas frescas de **Llantén** (mayor o menor) y **Pánace heraclio** (véase más arriba en »Glándulas linfáticas«). Siguiendo este tratamiento regularmente y sin interrupciones, se puede obtener a los cinco días un mejoramiento y a los 10 ó 15 días, excelentes resultados. El jugo fresco de **Aleluya** (las hojas frescas se lavan y se pasan por una licuadora), aplicado repetidas veces a la parte enferma, también actúa favorablemente.

Por vía interna se toma por la mañana, media hora antes del desayuno, y por la noche, media hora antes de la cena, cada vez una taza de infusión de **Cola de caballo.** Además se hace un mezcla de hierbas de 300 g. de **Maravilla,** 100 g. de **Milenrama** y 100 g. de **Ortiga,** de la cual se prepara diariamente 1,5 ó 2 litros de infusión, que se bebe distribuida durante el día. Con esta tisana se toman, si es posible, seis veces al día de 3 a 5 gotas de jugo fresco de **Aleluya,** siempre con una hora de intervalo.

Una mujer de Baviera me escribió: »Hace poco le comuniqué que nuestro vecino, un hombre de 48 años y padre de cuatro hijos, salió del hospital gravemente enfermo, con un **tumor en la cabeza** y **manifestaciones paralíticas.** Estaba desesperado, ya que un lado de la cara lo tenía paralizado y no conseguía abrir el ojo. Usted podrá imaginarse nuestra alegría cuando a los pocos días de seguir sus consejos de la »Botica del Señor«, el hombre pudo abrir el ojo y empezó a encontrarse mejor. Cuando vino el médico de cabecera y vio el ojo abierto y la mejoría del paciente, se quedó tan sorprendido que tuvo que sentarse. Dijo que jamás había visto tal cosa.«

El señor Joachim M. de B./Allgäu escribe el día 25 de junio 1979 a la redacción de un periódico alemán: »En relación con los ataques por parte de la prensa alemana contra la señora María Treben y su folleto ›Salud de la botica del Señor‹, quisiera exponerles el caso de mi propia hija: Daniela nació el 4 de agosto 1973 y nosotros siempre la cuidábamos mucho y la llevábamos a todos los exámenes preventivos. Sin embargo ningún médico pudo descubrir a tiempo la amenaza de su enfermedad mortal. Sólo cuando ya era tarde, a principios de agosto 1978, se descubrió el mal. Nuestra hija siempre había sido muy viva, pero a partir de esa fecha, empezó a decaer día a día; no le interesaba nada y estaba siempre cansada. Después de múltiples consultas médicas que no aportaron ninguna diagnosis exacta la ingresaron en una clínica pediátrica cerca de Augsburg.

Al cabo de días y días de exámenes diversos que sobrepasaban casi la resistencia física de la niña, nos comunicaron que nuestra hija tenía un **tumor incurable,** contra el cual la medicina moderna no tenía ningún remedio. La posibilidad de curación se calculaba entre el dos y el tres por ciento, para no quitarnos toda la esperanza. Con una radioterapia e inyecciones de cortisona se intentó reducir el tumor hasta el punto de que fuera operable.

A principios de septiembre 1978 se procedió a una intervención quirúrgica, la cual se tuvo que interrumpir en su inicio, ya que nuestra hija a pesar de todas las transfusiones de sangre se hubiera desangrado. El tumor se había extendido por toda la barriga, y sus excrecencias envolvían los órganos más importantes, como el **hígado,** la **bilis,** el **bazo** y los **riñones,** y estrangulaban además la **aorta** y las **arterias de las piernas,** lo cual nos explicaba, entre otras cosas, el porqué nuestra hija no podía andar. Ahora empezó el verdadero calvario para la niña, con continuas radioterapias e inyecciones de cortisona. No se pueden imaginar lo que suponía todo esto para nosotros. Durante siete semanas no nos separamos de la cama de Daniela y en su presencia fingíamos risas y bromas para animarla. Todo esto nos costó inmensas fuerzas físicas, ya que veíamos que nuestra hija iba decayendo más y más. A causa de la radioterapia y las inyecciones de cortisona, ya no podía comer casi nada. Una semana después de la operación tuvo **ictericia,** que cada vez era más grave. Al principio creían los médicos que provenía de las transfusiones de sangre.

Después de nuevos y repetidos exámenes de muchas horas, se supo que el tumor había interrumpido el **conducto cístico** y se propuso otra intervención para crear un conducto cístico artificial. A mi pregunta si esa operación era de veras necesaria, me respondieron si quería que mi hija muriera de insuficiencia hepática. Suponía una tentativa que la niña muy probablemente no resistiría. Dio la casualidad de que en aquellos días se llevaban a cabo unos cambios en la sala operatoria y a pesar de la urgencia de la operación, el médico prefería esperar 10 días hasta que la sala estuviera lista, para tener las condiciones óptimas que requería el caso.

Entonces insistí en que nos dejaran llevar a la niña a casa, esos 10 días, ya que en ese tiempo no podían hacer nada. Esto fue a finales de septiembre 1978. Yo había estado esperando ese momento, porque mientras tanto un conocido me había hablado de la señora María Treben, a quien llamé por teléfono. Me aconsejó que siguiera el tratamiento de hierbas curativas contra tumores malignos, según el folleto ›Salud de la botica del Señor‹. Como estábamos tan desesperados y no sabíamos ya qué hacer, pensamos que ya no se podía empeorar nada, sólo mejorar. Según supimos más adelante, los médicos calculaban que la niña viviría todo lo más hasta Navidad. La señora Treben nos dijo por teléfono que a los 5 días la niña mejoraría. El gran milagro se verificó.

En la quinta noche empezó nuestra hija a llorar, aunque poco antes había estado gritando de dolor. De repente fuimos los padres más felices del mundo. ¿Qué había pasado? La sangre que a causa de la estrangulación de los vasos sanguíneos no podía llegar a las arterias de las piernas, empezó de repente a fluir libremente causando en los pies una sensación de hormigueo. Ahora sabíamos que las hierbas curativas estaban actuando. Poco antes de la fecha prevista para la operación nos dimos cuenta de que la ictericia estaba en vía de curación, por lo cual nos opusimos a la intervención. Mientras tanto, a nuestra hija se le habían caído todos los pelos de la cabeza a causa de las inyecciones.

Poco antes de Navidad 1978 estuvimos otra vez en Augsburg para que examinaran a la niña, y el profesor, una autoridad en esta especialidad, constató la **desaparición del tumor.** En las radiografías sólo se veían manchas de calcificación, lo cual nos dio nuevas esperanzas. Todo esto ha sucedido dentro de un plazo de nueve meses. Daniela está muy bien hasta ahora; ha vuelto a ser la de siempre. Gracias a los consejos de la señora Treben hemos podido tener a nuestra hija hasta este momento medio año más de lo que habían previsto los médicos.

Quisiera subrayar que la señora Treben ha prestado su ayuda gratuitamente. Tanto más me asombra el hecho de que en este momento la prensa alemana esté atacando a la señora Treben. Por ese motivo les he expuesto este caso. Para contar todo tendría que escribir toda una novela. Vuelvo a darle las gracias a la señora Treben por su ayuda generosa. Para mi familia ha sido un gran milagro.«

Este informe era muy alentador y daba la impresión de que ya no habrían complicaciones. El tumor que había sofocado todos los órganos vitales amenazando la vida de la pequeña Daniela, se había disuelto y había desaparecido con todas sus adherencias. Sin embargo la niña murió medio año más tarde. Desgraciadamente yo no me enteré de ello por parte de los padres sino de un modo muy desagradable, a través de un artículo muy cínico de un periodista alemán que se había unido a la campaña general de la prensa alemana contra mi persona. ¿Cuál fue la causa de ese fin inesperado de la pequeña Daniela, después de haber experimentado un cambio tan optimista en su enfermedad mortífera?

El padre me escribió unos seis meses después y me contó que su hija tuvo repentinamente un ataque de fiebre; pero también dijo que después de obtener los buenos resultados del examen médico, no siguieron el tratamiento con las hierbas »porque no se le puede obligar a una niña tan pequeña a que beba infusión de hierbas«. No, eso no se puede. Pero los padres hubieran podido conseguir con prudencia que la niña la bebiera. La enfermedad era mortífera, los médicos no podían ayudar. Fueron las plantas de la botica des Señor las que ayudaron. Seguro que habrían seguido ayudando. Lean, por favor, el informe sobre el pequeño Peter W. en el capítulo »Leucemia«.

Advertencia importante

Es importante que se tomen las **grandes cantidades** de infusión indicadas, sobre todo en todas las **afecciones malignas.** La ración diaria, que al enfermo quizás le parece muy elevada, se puede beber fácilmente tomando un trago cada 15 ó 20 minutos. Antes que el estómago reciba el próximo trago, el anterior ya está digerido. En los casos de falta de apetito, la infusión lo restablece pronto. También facilita una digestión normal. Muy importantes son los **baños completos de Serpol** para los enfermos muy débiles y decaídos, sobre todo si también se presenta fiebre. El enfermo experimenta una revitalización sorprendente, que a veces cambia la situación. Muchas enfermedades cancerosas incurables provocan a veces improvisamente una considerable **retención de agua.** En este caso se deja de tomar la infusión indicada y se toma durante cinco días sólo de 5 a 6 tazas diarias de **infusión de Cola de caballo,** a sorbos espaciados. Si el edema desaparece a los 3 ó 4 días, se continúa con la terapia de infusión interrumpida. Si la retención de agua vuelve a aparecer, se interrumpe el tratamiento nuevamente para tomar sólo infusión de Cola de caballo. Pero lo más importante en todas estas enfermedades es el **control médico,** que se debe hacer regularmente. **Sólo el médico puede diagnosticar con exactitud el estado de salud.**

La fermentación láctica

No quiero dejar de poner al alcance de mis lectores la siguiente propuesta excelente que me hizo la señora Eike B. de Erkrath, Alemania, en su carta del 8 de abril 1980: »Ya que sus consejos han ayudado tantas veces y con tan buenos resultados y nos han servido también para socorrer a algún vecino con sus remedios, quisiera darle las gracias por haber sabido divulgar sus conocimientos de una manera tan comprensible para todos. Hoy he recibido el folleto ›Heilerfolge‹ (éxitos curativos) y he leído el párrafo en el que usted sugiere que se guarden las hierbas curativas congelándolas. Respecto a eso tengo que decir que en el congelador se altera, por ejemplo, el contenido de azúcar; muchos médicos naturistas prohiben a los enfermos de cáncer los alimentos congelados, por lo cual yo no aconsejaría que se hiciera lo mismo con las hierbas medicinales. Pero tengo otra idea: ponerlas en conserva mediante la fermentación láctica, así como se prepara el choucroute (col fermentada) y otras verduras (judías verdes, betarraga roja, pepinos). Sé que funciona bien, porque un conocido mío lo ha hecho con Diente de león, Ortiga y hojas de Apio. Yo tengo la intención de conservar este año todas las hierbas frescas que tenga a mi disposición mediante la fermentación láctica; justamente ayer cogí de mi huerto (de cultivo biológico-dinámico) Pulmonaria, la flor y la raíz de Diente de león y preparé de cada cual un bote de conserva. Es facilísimo: Se necesitan botes con cierre hermético, de cuello ancho, para que más tarde se pueda sacar el contenido con cuchara. Tampoco deben ser demasiado grandes, ya que una vez abiertos no se conservan las hierbas mucho tiempo (en la nevera unas tres o cuatro semanas). Las plantas, limpias y cortadas a trocitos, se meten en el bote apretándolas bien (como en el choucroute). Después se echa en cada bote una cucharadita de suero de leche o jugo de choucroute (naturalmente del preparado por uno mismo, no del de fábrica) y se llena el bote de agua, de modo que no quede aire entre las hierbas. Se llena el bote hasta 2 cm. de su borde para facilitar la fermentación. Después se deja el bote dos días en un lugar cálido, hasta que empiece a fermentar. ¡Cuidado con el líquido, que se puede salir! ¡Póngase un plato debajo! Dos días después se pone el bote en el sótano o en un lugar fresco. A las 5 ó 6 semanas la fermentación está concluida. Entonces se cierra el bote. Como los productos de fermentación láctica se recomiendan a las personas afectadas de cáncer, supongo que las hierbas medicinales fermentadas de este modo deben ayudar también muy bien.«

La editorial Waerland-Verlagsgenossenschaft en Mannheim ha publicado un librito de Maria Lingenfelder con el título »Die Milchsäuregärung« (La fermentación láctica). Si acaso aún tienen alguna pregunta respecto a este método de conservación, pueden dirigirse a la señora Eike Bretschneider, Erkrath, Alemania. Pero no olviden de mandar un sobre con sus señas y el porte de vuelta.

Índice alfabético

Los números en negrilla se refieren a los capítulos especiales en
»Consejos para curar diversas enfermedades« y »Consejos para curar enfermedades malignas«.

Láminas de hierbas medicinales

(en orden alfabético según las denominaciones latinas)

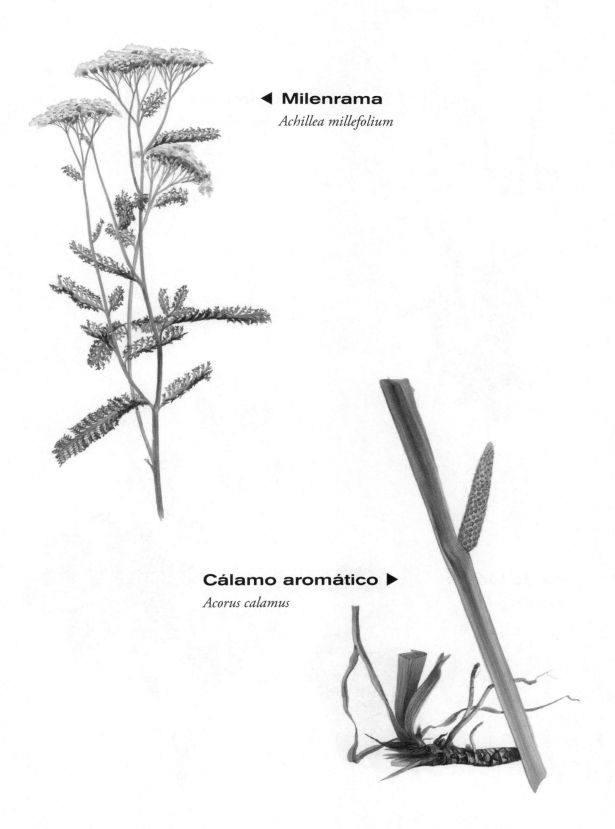

◀ **Milenrama**

Achillea millefolium

Cálamo aromático ▶

Acorus calamus

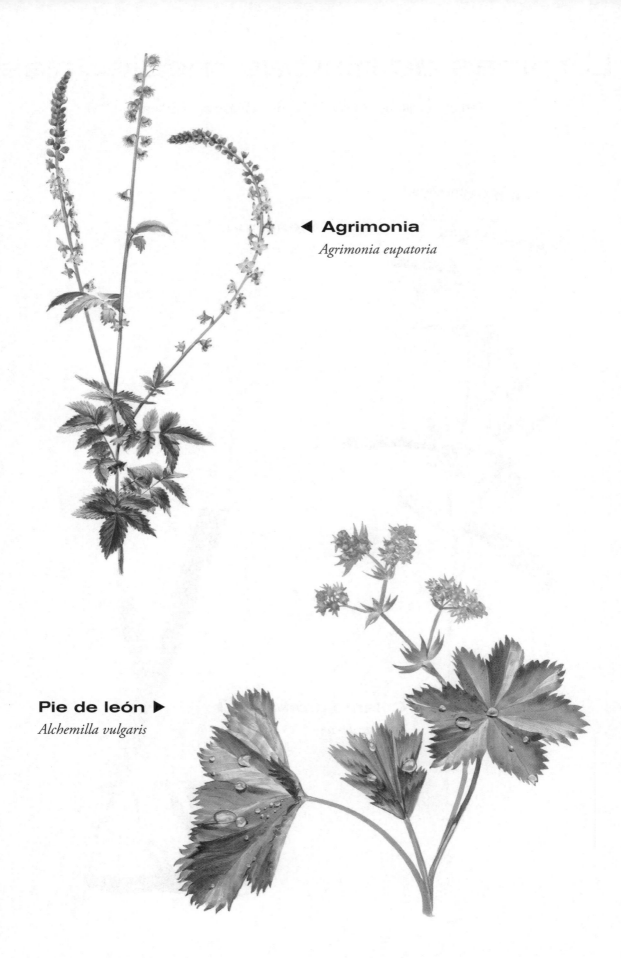

◀ **Agrimonia**
Agrimonia eupatoria

Pie de león ▶
Alchemilla vulgaris

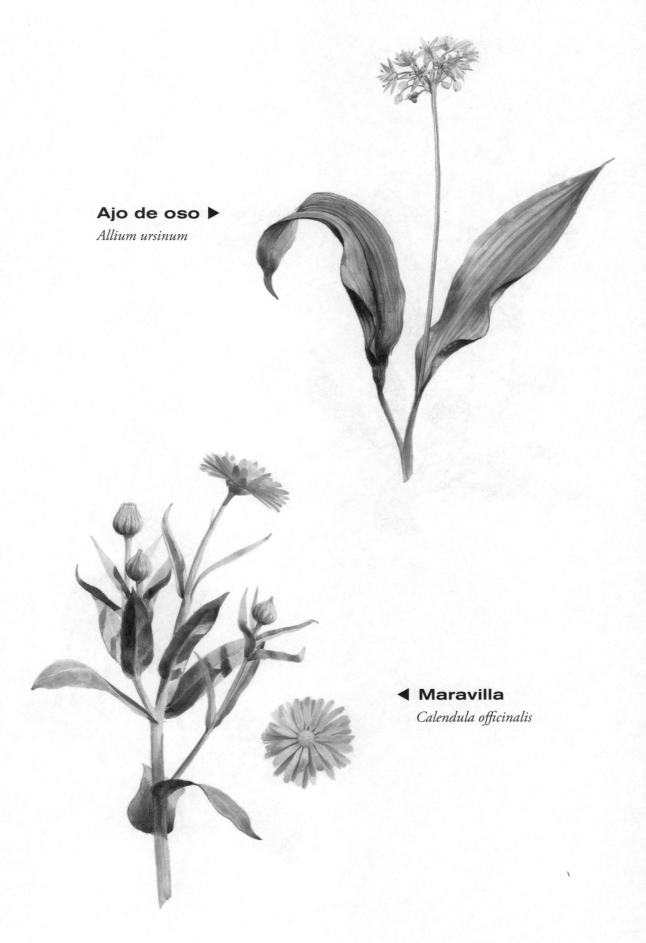

Ajo de oso ▶
Allium ursinum

◀ Maravilla
Calendula officinalis

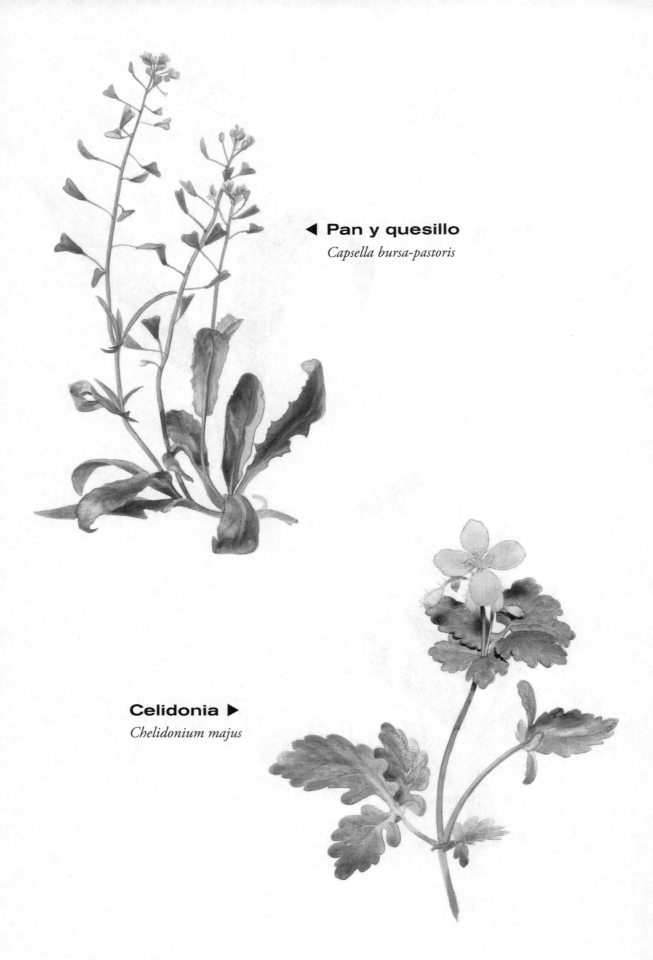

◀ **Pan y quesillo**
Capsella bursa-pastoris

Celidonia ▶
Chelidonium majus

**Epilobio de
flor pequeña ▶**

Epilobium parviflorum

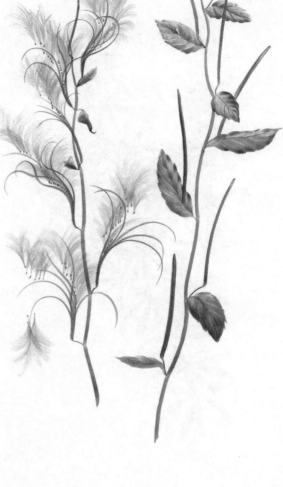

◀ Cola de caballo

Equisetum arvense

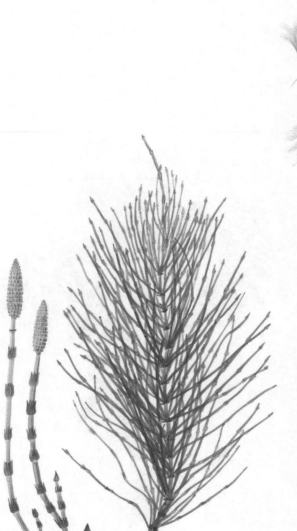

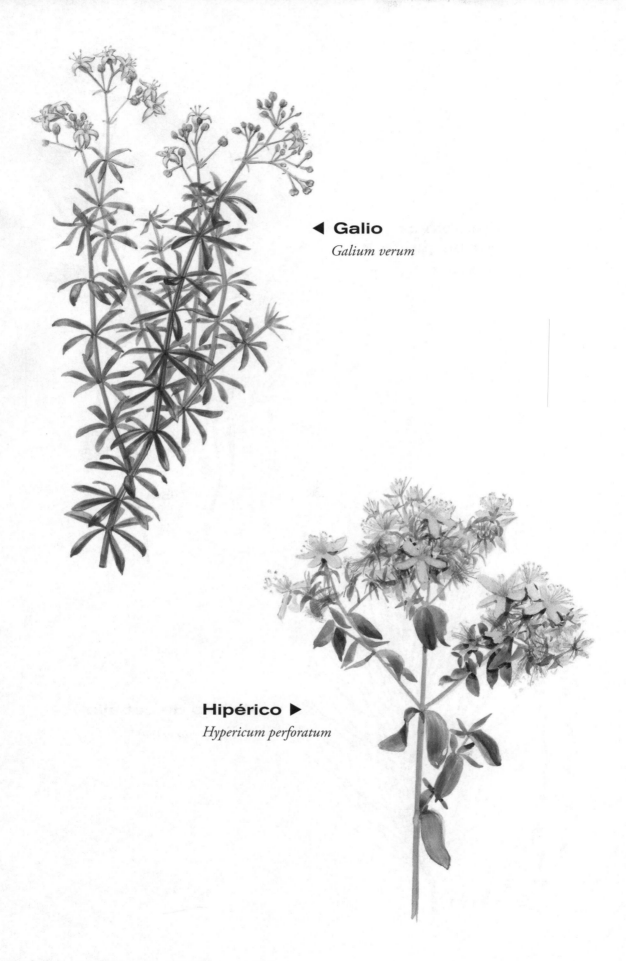

◄ Galio
Galium verum

Hipérico ►
Hypericum perforatum

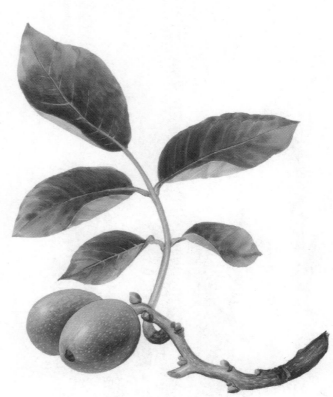

Nogal ▶

Juglans regia

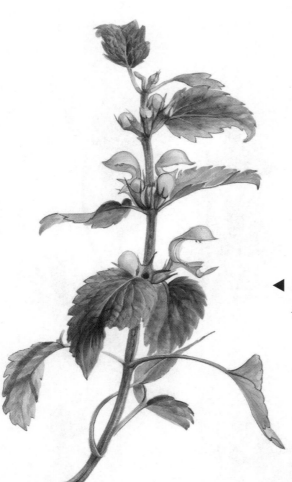

◀ **Ortiga muerta amarilla**

Lamium galeobdolon

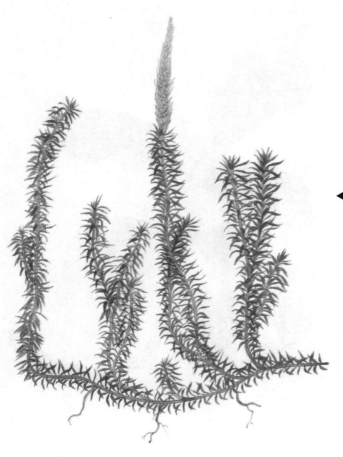

◀ Licopodio
Lycopodium clavatum

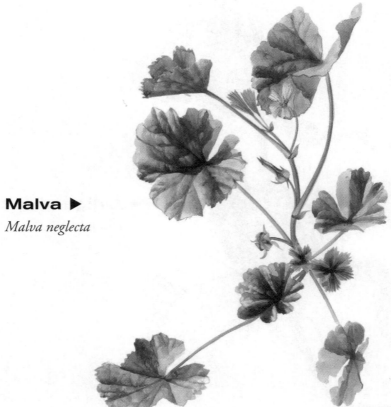

Malva ▶
Malva neglecta

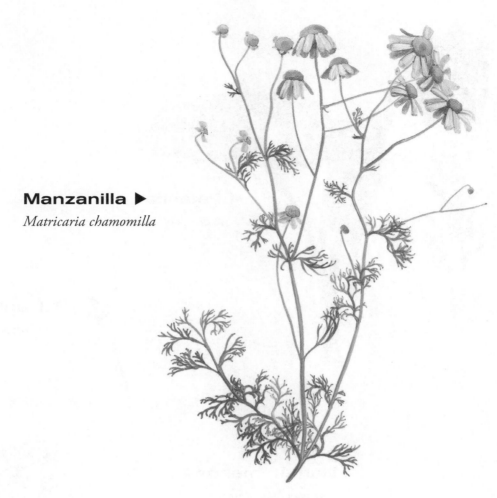

Manzanilla ▶
Matricaria chamomilla

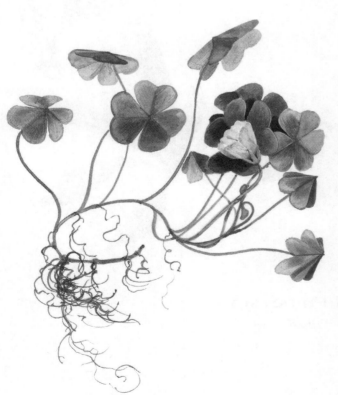

◀ Aleluya
Oxalis acetosella

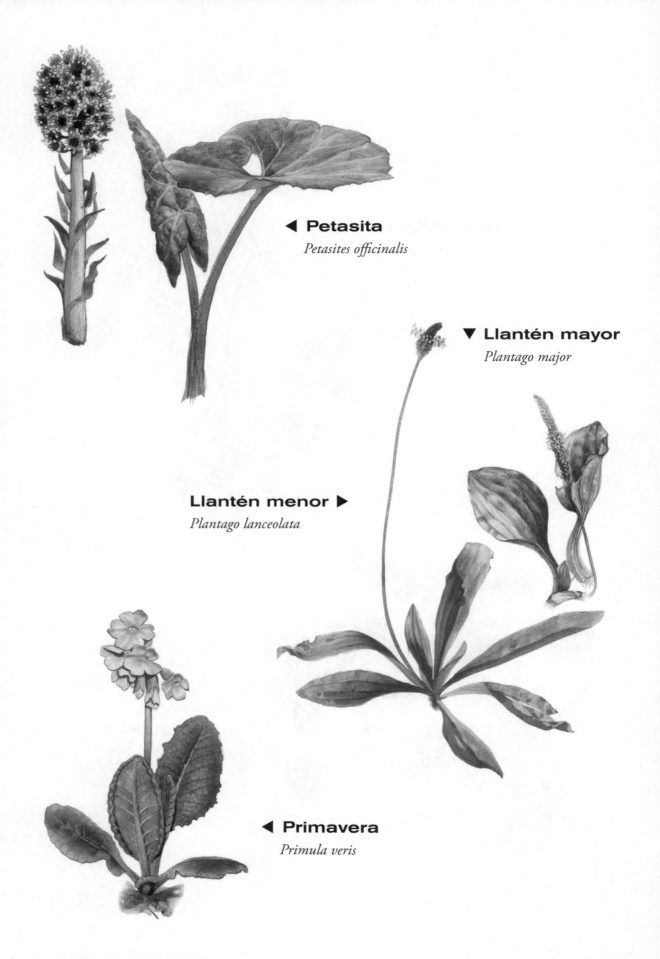

◀ **Petasita**
Petasites officinalis

▼ **Llantén mayor**
Plantago major

Llantén menor ▶
Plantago lanceolata

◀ **Primavera**
Primula veris

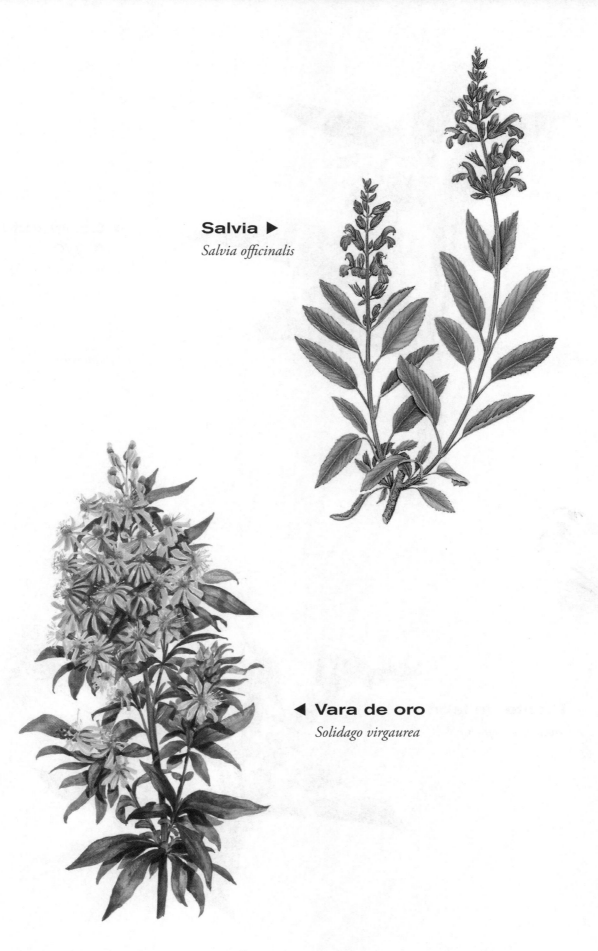

Salvia ▶
Salvia officinalis

◀ **Vara de oro**
Solidago virgaurea

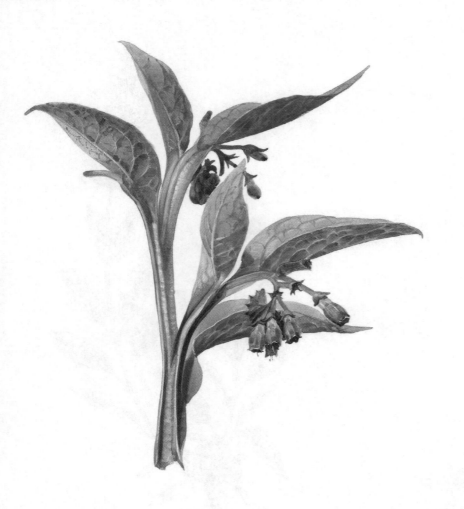

◀ **Consuelda mayor**
Symphytum officinale

Diente de león ▶
Taraxacum officinale

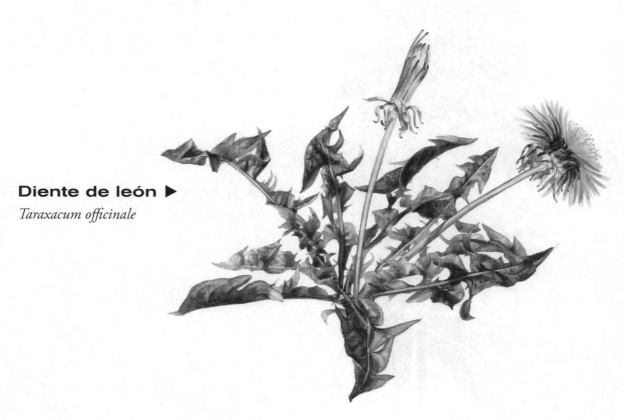

**Serpol o
Tomillo salvaje** ▶

Thymus serpyllum

◀ **Fárfara**

Tussilago farfara

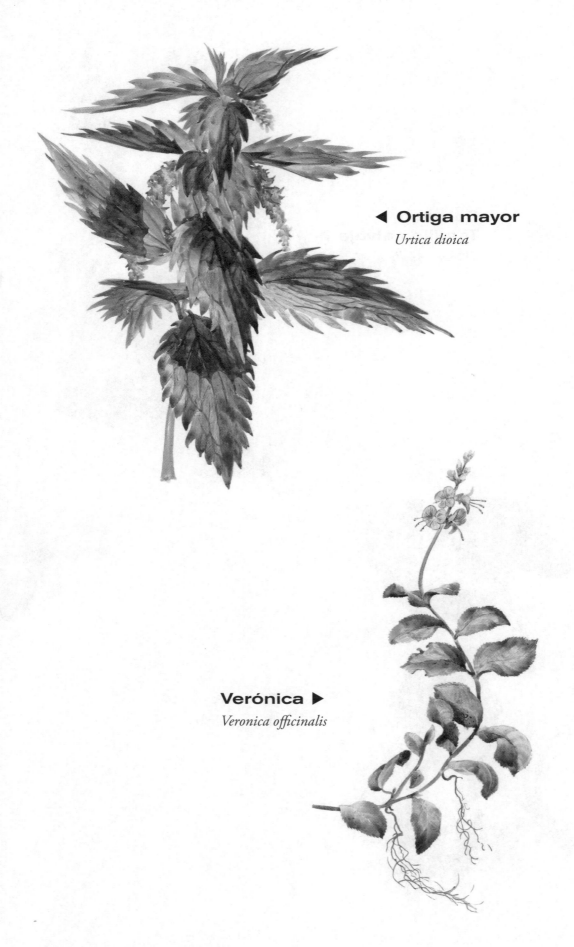

◀ **Ortiga mayor**
Urtica dioica

Verónica ▶
Veronica officinalis

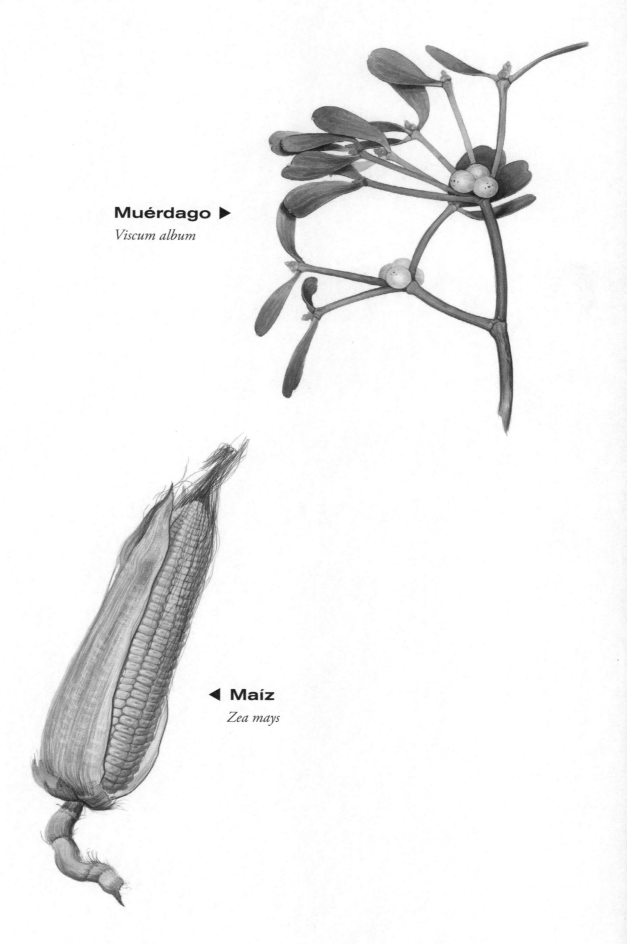

Muérdago ▶
Viscum album

◀ **Maíz**
Zea mays